死体格差

解剖台の上の「声なき声」より

兵庫医科大学
法医学講座主任教授
西尾元

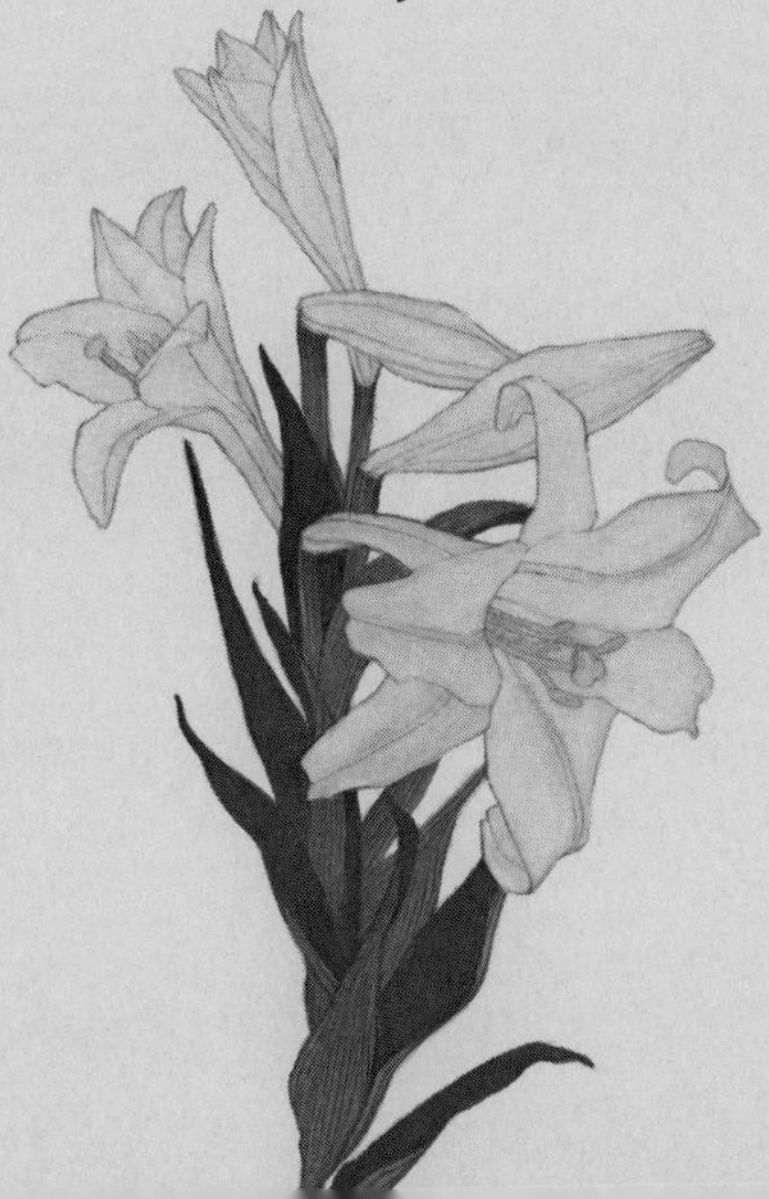

双葉社

死とは、私達に背を向けた、
光のささない生の側面である。

Der Tod ist die uns abgekehrte,
von uns unbeschienene Seite des Lebens

（ライナー・マリア・リルケ Rainer Maria Rilke）

はじめに
ある女性の遺体をめぐる謎

皆さんは、「法医学」と聞いて何を想像するだろうか。

人気のテレビドラマシリーズのように、事件で殺された人たちを解剖して、刑事らとともにその真相を推理していく――そんなイメージを持つ方も、なかにはおられるかもしれない。

しかし、実際に私たちが追求するのは事件の真相ではなく、あくまで〝死の真相〟、つまり「その人はなぜ死んだのか？」ということだ。本書の中でおいおい説明していくが、それは必ずしも、何かの事件に巻き込まれて殺された人の死だけに限ったことではない。


3年ほど前のことになるが、関西に住む40代の女性が自宅で倒れて死亡しているところを発見され、私たちの法医学教室に運ばれてきた。

遺体の発見現場となった自宅は、市営団地の2階にある一室。無職だった彼女は母親との2人暮らしで、これといった既往症《きおうしょう》はなかった。その朝も普段と変わらない様子だったが、外出先から母親が帰宅すると、彼女はすでに冷たくなっていたという。室内はすべて施錠されており、第三者が侵入した痕跡《こんせき》はなかった。

警察によって検視《けんし》が行われたが、やはり、部屋の中が荒らされたり、誰かと争ったりした跡《あと》も見当たらない。警察は「事件性はない」と判断したものの、その死の原因——死因がわからず、私たちのところに解剖の依頼が届いたのだ。

運ばれてきた女性は、40代という年齢のわりにはずいぶん老《ふ》けて見えた。白髪交じりの長い髪は伸ばしっぱなしだ。〝痩せている〟というよりは〝やつれている〟という表現のほうがしっくりくる。

解剖室に入ると、私たちはいつものように遺体の表面の観察を始めた。

この女性には、頭部の左側と左肩の外側、さらに左腰のあたりにも赤黒い打撲痕《だぼくこん》が確認できた。特に左腰のそれは大きなもので、部屋の中で転んだ程度でできる痕《あと》ではない。

「家の中で、こんなに強く腰を打ちつけることがあるだろうか……」

さまざまな疑問を頭の中で整理してから、私たちは解剖に取り掛かった。

彼女のお腹をメスで開いた時、同僚の先生と一瞬、顔を見合わせた。腹腔《ふっくう》の下のほうにある骨盤腔に、大量の出血がある。さらに胸を開くと、驚くことに彼女の肺は左右とも真っ白だった。

皆さんも何かの教材などで一度は見たことがあると思うが、肺や心臓、肝臓といった臓器はみな赤っぽい色をしている。その赤は、そこに流れる血液の色だ。それが真っ白になっているということはつまり、流れていた血液が失われたことを意味している。

現場検証を行った警察の話によれば、自宅の中に出血の跡は見られなかったという。だが、彼女の血液は、体内で大量に出血していた。骨盤腔に広がっていた血液が、その証拠だ。

骨盤腔を詳しく調べていくと、骨盤を構成する骨に折れた痕が見つかった。そこから出血を起こして、周りの組織や筋肉に広がっていたのだ。

「骨盤骨折による出血性ショック」。これが、彼女の〝とりあえず〟の死因だ。

しかし、死因がわかっても、この女性がなぜ〝ショック死〟するほどの多量の出血を起こすに至ったのか、わからない。

結論を先に言えば、彼女は交通事故に遭っていたのだ。

右膝の外側に1カ所、目立たないが、打撲の痕があった。この痕を見た時、すべてがクリアになった。

彼女の体には、頭部、肩、腰にはっきりとした打撲痕があったが、私はそれらがすべて左側に生じていたことに当初、あまり意味を見出《みいだ》せなかった。一方で、体の右側には右膝の外側1カ所にしか打撲の痕はない。これが、重要だったのだ。

この女性はおそらく、歩行中に自分の右方向から走ってきた車に衝突されたのだろう。右膝の打撲痕は、車のバンパーがぶつかったことでできた傷だ。左方向に飛ばされて転倒した際、彼女は腰の左側を路面に強く打ちつけたことで、骨盤骨折を起こしてしまった。「左腰打撲による骨盤骨折に基づく出血性ショック」。これが、彼女の最終的な死因だった。

しかし、ここまでクリアになっても、謎は残る。なぜ、交通事故に遭った彼女が、市営団地の2階にある自宅で亡くなっていたのか。

解剖結果を受け、警察が調べたところ、すぐに該当する交通事故が判明した。ひき逃げ事件などではなく、事故を起こした運転者は、きちんと警察に届出をしていたのだ。事故直後、病院に連れていこうともしたが、彼女自身がそれを断ったという。そのかわりに「自宅まで乗せてほしい」と頼まれ、運転者は彼女を市営団地まで送り届けていた。

衝突した車を運転していた男性が、駐車場から部屋まで女性を背負って上がったそうだ。骨盤骨折の痛みで、ひとりで歩くのが困難だったのだろう。それなのになぜ、彼女は病院に行くことを拒《こば》んだのか。

女性はこの日、母親の外出後、近くのスーパーに酒を買いに出かけていたという。その帰り道で、事故に遭っていた。

実は、彼女はかなりの酒好きだったため、ひとりで酒を飲むことを母親からきつく禁じられていた。そのため、病院に運ばれることで、酒を買いに行ったことが母親にバレてしまうことを恐れたのだ。

骨盤骨折の場合、出血はゆっくりと広がっていく。おそらく自宅に連れ帰ってもらった時点では、まだ彼女の意識もしっかりしていたはずだ。だが、出血が続くとともに徐々に意識は遠のき、ついには絶命してしまったのだろう。

後になって聞いた話だが、彼女は事故に遭う数年前、自身のアルコール依存が原因となって離婚していたのだという。彼女の人生は、酒によって二度、壊されてしまった――。

法医学が社会の中で注目されるのは、たいてい「好ましくない場面」だ。犯罪被害や自殺、あるいは孤独死……そういった〝普通でない〟状況で亡くなった方たちと向き合うのが、私たち法医解剖医の仕事でもある。

私たちは、臨床の医師のように病気を治して、患者やその家族から感謝されることはない。医学界の中では、どう考えても日の当たらぬ立場だと自覚している。

しかし、日が当たらぬ陰の存在だからこそ見えるものもある。

私は20年にわたり日々、粛々《しゅくしゅく》と解剖を行ってきた。遺体の一つひとつから、この国で生きる人々の、無言の苦しみや悲しみと相対《あいたい》してきた。果たして、死体からはどのような「格差」が見えてくるのか、これから読者の皆さんにお伝えしていきたい。

本書では、私の実体験に基づいた、嘘偽りのない話を紹介している。ただ、私たち法医解剖医は警察からの嘱託《しょくたく》を受けて解剖をする立場にあるため、解剖内容について基本的には公《おおやけ》にすることができない。また、解剖を受けた個人が特定されれば、遺族が不利益を被《こうむ》る可能性もある。そのため、私が手掛けた解剖については、年齢や解剖内容など、問題のない範囲で一部事実と異なる形にして綴《つづ》らせてもらった。同時に、本書で紹介する内容はあくまで私が在籍した法医学教室における解剖例、およびそこから得られたデータを参考にしたものであり、都道府県によって解剖の事情は異なると思われる。この点をあらかじめご理解いただければ、幸いだ。

目次

はじめに　ある女性の遺体をめぐる謎　2
第1章　貧困の死体　11
第2章　孤独の死体　41
第3章　老いの死体　65

第4章　死後の格差　93
第5章　解剖台の前から　125
第6章　事件の死体　147
第7章　幸せな死体　175
おわりに　格差の中にある死　196

第1章　貧困の死体

耐え難い寒さの末に

ある年の2月、前日に雪が降ったこともあって、底冷えの厳しい日だった。その日もいつものように、朝から私たちの法医学教室には警察から遺体が運ばれてきた。

死亡した男性の推定年齢は50代。自宅アパートのトイレの前で、うつぶせに倒れたまま死亡しているところを発見されたという。

警察によって検視が行われたが、その死亡原因は不明ということで、私たちのところに解剖の依頼があったのだ。

前室で着替えを済ませて解剖室の扉を開くと、警察の担当官と法医学教室の技術スタッフが淡々と準備を進めていた。解剖室に窓はなく、壁には全面真っ白なタイルが貼られている。その中央で鈍《にぶ》く光るステンレス製の解剖台の上に、男性の遺体はすでに横たえられていた。

目の前にある、心臓の鼓動が止まった肉体――。

私にとってはかれこれ20年、ほぼ毎日のように見てきた〝日常の光景〟だ。

解剖室に足を踏み入れた時に、私はまず、解剖台の上に置かれた遺体を遠くから見ることにしている。例えば、体のどの部分に傷を負っているのか、顔面のうっ血の具合はどの程度なのかなど、遠くから眺めたほうが感覚的に把握できることもある。いざ解剖を始めると、どうしても目の前にある遺体の部分部分に集中してしまうため、全体の印象が薄れ、思わぬ見落としや勘違いを引き起こす危険性が生じるのだ。

全身を眺めた後、その遺体の表面（外表《がいひょう》と言う）をくまなく観察するところから私の仕事は始まる。法医学で解剖を行う際、目立った外傷や変色がないか、あったならばどこに、どのくらいの大きさで、いくつできているのか――そうした外表から得られる情報が、最終的に死因特定の重要な手がかりとなることは少なくない。刃物で刺された痕があれば、その傷口の幅や深さが凶器のそれと一致するかどうかで、時に犯人逮捕の決め手となることもある。

この時も、解剖室に入ってすぐ、外表に記された〝印〟が目に留《と》まった。肘や膝といった大きな関節に、赤っぽく斑《まだら》状の変色が数カ所にわたって見受けられたのである。

色の具合や位置を確認しながら、私の頭にはすぐに「凍死」という文字が思い浮かんだ。

しかし、この段階ではまだ、〝診断〟は下せない。

外表をひと通り確認し終えた後、ようやく遺体にメスを入れていく。皮下組織（皮膚の真《しん》皮《ぴ》の下部にある結合組織。主に脂肪細胞からできており、血管・神経が走る）を丁寧に切り開き、脳や肺、心臓、胃、肝臓、腸など、決まった手順通りに各臓器の解剖を進めていく。

この男性の場合、解剖した体内で〝異変〟が確認できたのは、心臓から流れ出てくる血液の色の違いだった。切り出した心臓の左側と右側から流れ出てくる血液を比べると、はっきりとその色彩が異なっていた。左側の血液のほうが、明らかに赤かったのだ。

この所見《しょけん》は、凍死の遺体に見られるもっとも顕著《けんちょ》な特徴とされている。

少し専門的な話になるが、そもそも血液の赤い色は、赤血球の中にあるヘモグロビンというタンパク質と酸素が結合して発色している。酸素が多く結合すればより鮮やかな赤色になり、酸素が少なければ黒みを帯びた赤色へと変化する。

呼吸して肺に取り込まれた酸素は、そこで血液中のヘモグロビンと結合し、心臓の左側（左心房《さしんぼう》）に戻り、左心室から動脈血として全身に運ばれる。そして、全身で酸素を消費された血液は、今度は静脈血として心臓の右側（右心房《うしんぼう》）へと戻ってくる。だから、もともと心臓の左側の血液のほうが酸素濃度は高く、右側の血液と比べて、血液の色も赤いはずなのだが、肉眼のレベルでは、その色調の差ははっきりとはわからない。

しかし、このヘモグロビンと酸素が結合する度合いについて言えば、実はヘモグロビンには、温度が低くなればなるほど酸素との結合度が高まるという化学的な性質がある。凍死する前には、低温の空気を肺に取り込むために、肺におけるヘモグロビンと酸素との結合の度合いが通常よりも高まることになる。結果、体温の低下が進んで凍死した際の動脈血は、より鮮明な赤色となり、この違いが肉眼的に確認できるようになるのだ。

解剖後、この男性の死因は「凍死」と診断した。

人は街中で「凍死」する

一般的に凍死と言えば、雪山などで動けなくなり、氷のように冷たくなっていく様子を思い浮かべることだろう。食べるものもなくなり、寒さに体温を奪われ、動けなくなって死に至る……これまで何人もの屈強《くっきょう》な登山家たちがそうした状況に陥り、命を落としてきた。

だが、男性はなぜ街中のアパートで凍死してしまったのだろうか。

解剖の現場にいると、都会の日常生活下においても、凍死は決して珍しい死ではないことを実感する。

私の法医学教室では、年間にして300体程度運ばれてくる遺体のうち、10体程度が凍死症例だ。その中には、栄養状態が悪く、痩せた人も時折見られる。

この男性は数年前に勤め先をリストラされていた。妻も出ていき、無職の独り暮らしが続くなか、次第に家賃を滞納。数カ月家賃が滞《とどこお》り、連絡がつかないことを心配した大家が通報したことで、遺体が発見されたという。死亡当時、彼の家はガスや電気、水道まですべて止められており、部屋の中には、食べ物や所持金もほとんどなかったそうだ。

警察から聞いた話では、亡くなった男性には特に体の不調や既往症はなかった。また、この男性の居住地をはじめとする私たちの解剖の対象地域は、大雪が積もるような寒冷地ではない。いくら冬の寒い時期であったとはいえ、ありったけの衣類を着込んで布団にくるまっていれば、凍死などするはずがないと思われるかもしれない。

だが、たとえ家の中であろうと、条件が揃ってしまえば人間は凍死する。人間の体温は通常37℃前後に保たれているが、それがなんらかの理由で28℃程度にまで下がると（時にはそこまで下がらずとも）、心臓に不整脈が出て死亡するとされる。

周囲の温度が体温より低い場合、人は体内でエネルギーを消費して熱を発し（熱産生《ねつさんせい》と言う）、自ら生きるために必要な体温を保つようにしている。ところが、エネルギーとなる十分な栄養が摂《と》れていなければ、その熱産生が十分に行われなくなってしまい、体からの熱の放散に追いつかず、体温が徐々に低下していく。実際、解剖した男性の胃や腸の中は、綺麗なまでに空っぽだった。所持金がなかったことを考えれば、しばらく満足な食事もできていなかったのだろう。

私はこの男性のような〝貧困による凍死例〟を数多く見てきた。貧しさの中で食べるものも買えず、体力や抵抗力が徐々に落ちていく。こうなると、あるだけの衣類を身につけ、布団にくるまっていたとしても、凍死する。

不思議なことに、凍死した遺体は、服を脱いだ状態で見つかることがしばしばある。亡くなった男性もまた、真冬にもかかわらず、下着姿で発見されている。

法医学ではこれを「奇異性脱衣《きいせいだつい》」と呼んでいるが、どうやら凍死する直前、人は〝暑さ〟を感じるようなのだ。時には雪山で遭難して凍死していた人ですら、衣類が脱ぎ捨てられていて、やたらと薄着で見つかることがあるという。映画『八甲田山』の中でそうしたシーンが描かれている。人には脳内に体温調節中枢があるのだが、凍死に至る過程で、そこになんらかの異常が起きると考えられている。

体温のコントロールという生命維持装置の誤作動から生じるこの現象は、「矛盾《むじゅん》脱衣」とも呼ばれる。実際は耐えられないほど寒いはずなのに、なぜか暑くて仕方がない。そのためにわずかに残された防寒手段を自ら捨てて、体温低下を加速させていく。

過去には、なぜかアパートの床下で発見された凍死遺体を解剖したこともある。借金取りから身を隠すために、その人は床下の狭い空間で息を殺して生活をしていたというのだ。彼もまた、寒い暗闇の中でひっそりと冷たくなっていた。

街中にあるアパートの一室で、誰にも知られず、空腹を抱えたまま人が凍《こご》え死ぬ――これが、今の日本で起きている現実なのだ。

生活保護受給者と死

現在の日本では心身の調子を崩したり、リストラに遭ったりするなど、ちょっとした状況の変化をきっかけに、今の生活から転落するような恐怖を誰もが感じている。

実際に私たちのもとには、小さな躓《つまず》きから貧困に陥ってしまったと思われる遺体も数多く運ばれてくる。先の凍死した男性のように、所持金がほとんどなく、胃や腸の中は空っぽで、何日も風呂に入れていなかったのだろうという遺体も珍しくない。

なかでもこの数年、個人的に気になっていることがある。解剖に回ってくる遺体の生活状況を記録していくと、生前「生活保護」下にあった方が増えているのだ。

２０１６年4月に厚生労働省が発表した生活保護の被保護者調査（２０１６年1月分概数）によれば、日本の生活保護率は1・71％（保護停止中を含む被保護実人員の割合）。日本国民の１００人に2人弱が、生活保護の被保護者という状況にある。

私が籍を置く兵庫医科大学の法医学教室の担当区域には、兵庫県尼崎《あまがさき》市が含まれている。同市の生活保護率は全国平均の2倍以上だ。同市の生活困窮者自立支援担当が２０１５年8月の「市長定例記者会見資料」内にて発表した、人口20万人以上の中核市別の生活保護率で見ると、尼崎市は函館《はこだて》市（4・64％）、東大阪市（4・09％）に次ぐ4・07％（すべて２０

15年4月時点)。市民の100人に4人程度が生活保護を受けている計算になる。

私たちの法医学教室で、2016年1~8月にかけて解剖を手掛けた症例は全117例。そのうち生活保護受給者は25例で、全体の21・4%にのぼっていた(未発表/調査は継続中)。つまり、解剖した約5人に1人は、生活保護の被保護者だったということになる。さらに言えば、この数字には生活保護の受給実態などがわからない身元不明者も含まれるため、実際の割合はさらに増えると考えられる。

あくまで私たちの法医学教室に限った調査ではあるが、全国の生活保護率が1・71%ということを考えれば、解剖した遺体のそれが20%以上という、非常に高い割合で貧困の死体が含まれている状況は、異常だろう。

率直に言えば、私は解剖する遺体と生活保護受給の関連性について、これまでほとんど意識してこなかった。私たちのもとには、年齢や性別、生前の生活状況など千差万別の遺体が日々運ばれてきている。法医学で行う解剖の一つの大きな役割は彼らの死因を導き出すことであり、個々が抱えていた経済状況についてまで目を配る感覚がなかったのだ。

だが、改めて考えてみれば、私が解剖台で日々、対面しているのは、病院で家族に見守られながら息を引き取るといった〝穏《おだ》やかな死〟を迎えられなかった方々だ。専門的に言えば「異状死《いじょうし》」、つまりはっきりと「病死」だと言い切れない死を遂げた遺体として、法医学教室に運ばれてきている。皮肉なことだが、解剖の現場では「異状＝異常な状態」が普通だとも言える。結果、彼らが抱える本質的な問題、それが時として経済的な理由に起因し得ることに鈍感になっていたのではないかと、最近とみに考えるようになった。

また、生活保護を受給していた彼らのうち84％（25例のうち21例）は独居者であり、しばらく連絡が取れないために役所の人やケースワーカーが家を訪ねた際、自宅で死亡しているところを発見されるケースが多い。

昨今、生活保護受給者に対する批判、例えば「働けるのに働かず、楽をしている」といった声が一部で強まっているようだが、解剖台から見る限り、それは現実に即していないように感じる。死を招くほどの空腹と、誰にも助けを求めることのできない孤独の中で死を迎える人が確実に存在している。

アルコールとの距離の近さ

生活保護受給者の遺体を解剖すると、アルコール依存の所見とたびたび遭遇する。毎日大量の飲酒を続けた末に、肝硬変《かんこうへん》や肝不全《かんふぜん》などを引き起こし、死に至る。

小春日和《こはるびより》の3月のある日、私たちのもとに運ばれてきた遺体の男性も、ずいぶん前からアルコール依存症だったと担当警察官が教えてくれた。なんでも彼は、受け取った生活保護費のほとんどをお酒にあてていたという。独り暮らしの自宅で血を吐いて死亡しているところを、ケースワーカーによって発見されたのだ。

開腹した際、彼の胃の中にあったのは、食べ物ではなく1リットルほどの血液だった。直接の死因は「出血性ショック」。食道を流れる血管（静脈）が破裂し、出血していた。発見現場で吐血《とけつ》していたのも、おそらくこの時の出血が原因と思われた。

通常、アルコールを摂取しただけで血管が破れることはない。彼の場合は、アルコールの過剰摂取によって肝硬変を引き起こしていたことが問題だった。肝硬変は肝臓病の一つで、処理能力を超えたアルコール成分が肝臓に送り込まれる結果、慢性的な肝機能障害が起き、肝細胞の死滅・減少が進み、線維《せんい》化する。その結果、肝臓が硬く変化し、肝機能が著《いちじる》しく失われてしまう。

彼もまた、硬くなりすぎた肝臓にはもはや血液が入り込めない状態になっていた。こうなると、行き場を失った血液は、食道粘膜の下を流れる静脈血管に逆流するしかない。次第に食道の血管がパンパンになり、何かの加減で破裂してしまうことになる。

実は肝臓というのは少し特殊な臓器で、栄養を吸収するために、消化管から吸収した栄養分を含んだ血液が流れ込んでくる仕組みになっている。なんらかの理由で、血液が肝臓に流れ込めなくなると、行き場のなくなった血液は、食道粘膜などの血管に迂回《うかい》することになり、そこで静脈瘤《りゅう》（静脈にボコボコと瘤《こぶ》ができる状態）ができる。これが、死につながる出血を起こす原因となるのだ。

解剖室に入って外表を確認した際、彼のへその周りには、大きなミミズ腫れのような凹凸ができていた。これもへその近くの皮膚下の静脈に瘤ができている証拠だった。

通常なら、肝機能障害が起きた時点で、発熱や倦怠《けんたい》感など、体には異変が起きていたはずだ。肝硬変が進めば、体全体をだるさが覆うことになる。きっと彼も、生活するのもままならないほど、体調が悪かったはずだ。

本来なら、この時点において病院で処置を施すべきであり、体から危険信号が十分すぎるほどに発せられていたはずだ。

彼は生活保護を受けていたため、医療扶助《ふじょ》の対象であり、診察費や治療費、薬代は原則無料となる。だが、病院で治療を受けることすら億劫《おっくう》になる——それがアルコール依存症の本当の怖さなのかもしれない。

死ななくて済んだはずの死

近年、生活保護を受けてはいないものの、日々の生活をギリギリの経済状態で送っている貧困層も増えている。毎日の食費を捻出《ねんしゅつ》するのがやっとの人は、体調が多少悪くても病院に行くことをためらう。結果、診察を受けた時には命に関わるほど病状が悪化してしまってい
た……そんな悲しい話も聞く。

法医学の現場にいると、明らかに病院に行けずに亡くなった人に遭遇する。

50代の男性が、ある日突然、職場に出勤してこなくなった。「最近調子が悪い」と周囲に漏らしていたことから、同僚が心配して自宅アパートを訪ねてみたところ、彼は居間で倒れてすでに亡くなっていた。

警察による検視では、死因は不明。すぐに解剖に回された。

私たちが男性を解剖すると、大腸に大きな進行癌《がん》が見つかった。

大腸とは、主に水分を吸収する場所であり、仮に全部取ってしまっても人間は生きていくことができる臓器だ（ただしすべて摘出すれば、便は水のようになる）。

ところがこの男性の場合、まったく治療せずに放置していたため、癌が大腸の管の内側を塞ぐほど大きくなってしまっていた。腸の内側が癌で完全に詰まってしまうと、そこから先に排泄物が進まず、ひたすら溜まっていく。実際、解剖すると大腸に通じている小腸は、大腸に入り込めない内容物でパンパンに腫れ上がっており、体調も相当悪かっただろうと想像

された。

普通に治療を受けていればありえない話なのだが、男性の直接の死因は「腸閉塞《ちょうへいそく》」だった。もし彼がもっと早くに大腸癌の手術を受けていたら、腸閉塞は起きず、支障なく日常生活を送れていたはずだ。

腸が腫れているために、嘔吐《おうと》などの強い症状をともなっていたはずで、本人も病院に行くべきだと感じていただろう。だが、警察の調べでは通院した形跡はどこにも見当たらなかったという。

単純に「病院が嫌いだから」という理由で、診察を受けないという人もいるだろう。だが、病院に行きたくてもお金がなく、体の不調に耐えながら亡くなっている人が確かに存在するのだ。

放置すれば〝死に向かう〟病

貧困との関連性で言えば、法医学に携わる立場にいる私が気になっている病がもう一つある。それは、「糖尿病」だ。

WHOによれば、1980年に1億8000万人だった世界の糖尿病患者数は、2014年には4億2200万人、およそ3・9倍にも増えているという。同時に、糖尿病有病者の4分の3は低・中所得国に集中している（国際糖尿病連合「糖尿病アトラス」第7版より）とのデータも出されており、貧困と糖尿病の関係性もまた、近年、取り沙汰されてきた。

昔は「贅沢病《ぜいたくびょう》」とも言われ、豪華な食生活を送り続けた人の病と捉えられていたが、カップラーメンやスナック菓子などのジャンクフードの普及により、今や日本でも〝低所得層の病気〟として認識され始めている。

糖尿病とは、血液中の糖分を細胞内に取り込ませて、血糖を低下させるためのホルモン＝インスリンの分泌が正常に保たれなくなったことにより、血糖値が高くなった状態を言う。一度発症すると長期間つき合っていかなければならず、場合によっては日常的にインスリンを注射してブドウ糖の吸収を促しながら、カロリー制限をし続けなければならない。

このインスリン療法については、治療の内容や処方される薬によって医療費に幅があるが、月1万円以上の自己負担が相場だ（生活保護を受けていれば医療扶助の対象）。ただし、これはあくまで健康保険に加入している場合であり、経済的に保険料の支払いがままならない人も珍しくないなか、決して安い額ではないだろう。

糖尿病治療の難しさは、初めの頃は自覚症状がないため、たとえ診断を受けたとしてもそのまま放置してしまう人が少なくないことだ。

結果、血糖値の高すぎる状態が続いて血管や神経に支障をきたし、「糖尿病性神経障害」「糖尿病性網膜症《もうまく》」「糖尿病性腎症《じん》」といった合併症を引き起こしたり、動脈硬化の進行によって心筋梗塞《こうそく》を起こしたりする。突然死の危険性に怯《おび》えながら、生きることになりかねない。

糖尿病は患《わずら》っていなかったものの、過去に一度だけ、10年間カップラーメンを食べ続けていたという50代無職男性の遺体を解剖した経験がある。その食生活の偏《かたよ》りが解剖所見にはっきりと現れていた。

男性の死因は肝不全。解剖をしてみると、肝臓全体が白っぽい黄色で、完全な脂肪肝だった。まさに脂肪肝が引き起こした肝不全だったわけだ。

聞けば、男性は定職に就《つ》けず、日雇い労働などで食いつないでいる状況だったという。わずかな食費で、できるだけ腹を満たすもの……その日を生きるための選択がカップラーメンだったのだろうが、それだけでは明らかに栄養バランスが悪い。

食生活が収入と直結することは、解剖の現場にいると痛感する。糖尿病や脂肪肝……その人がどんな食生活を送ってきたかが、体の内側にすべて痕跡となって残されているのだ。

路上生活者の死

私たちの法医学教室に、路上生活者、いわゆるホームレスの方の遺体が運ばれてくることがある。私たちの解剖対象区域には、比較的大きな川が流れているのだが、運ばれてくる遺体のほとんどは、この河川敷《かせんじき》で暮らしていた人々だ。

法医学の立場から言えば、彼らの死因はさまざまであり、路上生活者に特徴的な病気があるのかなどの検討は行なってはいない。

ただ、これまでの経験では、彼らは皆〝独居者〟だった。少なくとも亡くなった時、ブルーシートの中でともに生活を送るような相手はいなかった、ということだ。

独り暮らしのため、彼らが亡くなってもすぐに発見されることはない。多くは死後数週間から数カ月経ってから発見され、なかには外気にさらされ続けてミイラ化しているものや、むごいことだが、野犬に食い荒らされたりしている遺体もある。時にはアリやゴキブリ、夏ならばウジといった虫たちによってもダメージを受ける。特に夏場は、死後１カ月も野外に遺体が放置されていれば、ハエが植えつけたウジに食べ尽くされ、ほぼ白骨になってしまう。

ミイラ化、もしくは白骨化した遺体については、内臓などが失われているため、解剖しても死因を解明することは非常に困難だ。それでも、残された骨や歯、爪などから、性別や身長、骨折の有無など、確認できることも少なくない。

少々専門的な話にはなるが、法医学教室で行われる解剖（法医解剖）の種類について以下に記しておきたい。法医学で行う解剖には、現在大きく分けて次の4種類がある。

①司法解剖　犯罪死体やその疑いがある死体について、犯罪捜査を目的として行うもの。刑事訴訟法に基づく。解剖には強制力があり、解剖実施するのに遺族の承諾を必要としない

②調査法解剖　身元不明の遺体や犯罪に関係のない遺体の犯罪の見逃し防止を目的に行う。死因・身元調査法に基づく。基本的には、遺族の承諾を必要としない

③監察医解剖　監察医制度施行区域（東京都23区、大阪市、神戸市という、日本のごく限られた地域）での、犯罪に関係ない遺体の死因究明を目的とする。監察組織で行う（※大学の法医学教室で行うことはないため、本書では触れていない）。死体解剖保存法に基づく。基本的には、遺族の承諾を必要としない

④承諾解剖　監察医制度施行区域外での、犯罪に関係ない遺体の死因究明を目的に遺族の承諾をもとに行う。全国の大学法医学教室が担当。死体解剖保存法に基づく

簡単に言ってしまえば、法医学教室で行う解剖は、事件性が疑われれば「司法解剖」、事件性がなく遺族の承諾が得られれば「承諾解剖」、事件性がなく、身元不明なら「調査法解剖」ということになる。

２０１３年に「警察等が取り扱う死体の死因又は身元の調査等に関する法律」（死因・身元調査法）が施行され、新たに調査法解剖（「新法解剖」とも呼ばれる）が可能になったことで、身元がわからないホームレスの方の解剖は犯罪性が疑われない限り、私たちの解剖対象地区では、調査法解剖が行われることが多くなった。

なんらかの理由で職や住む家、あるいは家族をも失ったかもしれないホームレスの人たちが、死因すら解明されないまま荼毘《だび》に付《ふ》されるのは忍びないという気持ちは強い。なぜ亡くなったのか、事件に巻き込まれた可能性はないのか、解剖を行うことで、それを突き止めることが必要だと思う。

最後のお風呂

ご存知の方もいるかと思うが、世の中には湯灌《ゆかん》師という職業が存在する。湯灌師は納棺する前に遺体を入浴させ、体を洗い清める。入浴に加え、場合によっては傷や腐敗などによって傷《いた》んだ箇所を修復したり、化粧を施したりした後に遺体を納棺する。黄泉《よみ》の国に旅立つ前に、風呂に入れて死者の体を綺麗にしてくれる、とてもありがたい人たちだ。

私たち法医解剖医も解剖後、取り出した臓器などを体の中に戻し、切開した皮膚は縫い合わせて、できるだけ元の姿に戻すようにする。遺体はその後、葬儀社の人に引き渡され、納棺されることになる。

解剖ではほとんどすべての臓器を取り出して、観察しなければならないため、その過程で多くの血液を扱うことになる。できるだけ、血液などの体の成分が遺体の外表や解剖台に付着しないように注意はしているのだが、どうしても一部が遺体についてしまう。扱う遺体によっては、解剖室に運ばれた時点で体の表面に多量の血液や現場の土や砂などが付着していることも珍しくない。

そのため、私たちは解剖がすべて終了した時に、洗剤をつけて、遺体の全身をスポンジで洗い流す作業を行うことにしている。その作業のやり方は湯灌師のようにきっちりとしたものではないのだが、私は個人的にこれを「最後のお風呂」と呼んでいる。

遺体の中には、独り暮らしで仕事もしておらず、おそらく、長く風呂にも入れていなかったのだろうと思われる人もいる。ひげや爪は伸び放題で、全身の皮膚の表面が垢《あか》で茶色っぽくなっているのだ。

こうした遺体は、洗剤をつけたスポンジでゴシゴシ洗うと、気持ちいいくらいに白く綺麗になる。髪の毛も「最後のお風呂だから」とひとり言をつぶやきつつ、遠慮なく洗剤で泡を立て、手でゴシゴシ洗う。するとどんな遺体も見事に綺麗になり、別人のようなさっぱりした表情になる（ように私には見える）。

死ぬ前には、経済的な事情で風呂にも入れなかったのかもしれない。個々が抱えた事情を私が知ることはできないが、誰であれ、最後くらいは綺麗にして見送ってあげたいと思っている。

嬰児の死

以前、ＪＲ三ノ宮《さんのみや》駅近くのコインロッカーから嬰児《えいじ》の遺体が発見されたと、テレビのニュースで報じられた。通行人から異臭がすると連絡があり、警察が死後ずいぶん経過した、生まれたばかりの赤ちゃんの遺体を発見したという。コインロッカーは三ノ宮駅北側に隣接する繁華街にあり、私が休みの日によく出かけるあたりにあった。

わが国では、望まぬ妊娠や、子供を望んではいても経済的な理由から「人工死産」（一般的には「人工中絶」）することは、珍しいことではない。人工死産は通常、母体保護法に基づいて産婦人科で医療行為として行われる。

その一方、私たちのもとに嬰児の遺体が運ばれてくることもある。実に痛ましい話だが、三ノ宮の件のように、時にスーパーのトイレや駅のコインロッカーの中から嬰児の遺体が見つかるケースがある。多くの場合、貧困が根底にあるわけだが、この小さな命がなぜ失われたのかを解明するため、私たちのもとに解剖依頼が届くのだ。

嬰児を解剖する場合、この子が生まれた時に生きていたのか否かを診断することが一つの重要な診断ポイントとなる。母体の外に生まれ出た時にすでに死亡していたならば、「死産」。法医学では、生きて生まれたことを、「死産」に対し「生産《せいざん》」と呼ぶ。「死産」か「生産」か、その判断が私たちに委《ゆだ》ねられるのである。

生まれた時に生きていた（生産）ならば、その後の状況にもよるが、母親は保護責任の放棄を問われる。そのまま放置すれば死ぬことがわかっていたのにそうした場合、殺人の可能性も考えられるからだ。

嬰児の解剖を行う際、私たちはまず、肺を取り出して、水道水を入れたビーカーに浮かべる。生産だったのであれば、母体の外に出て呼吸をし、肺には空気が入っているため、肺は水面に浮かぶ。これが、呼吸をした証明となるのだ。なんとアナログなのだと驚かれるかもしれないが、この「浮遊実験」と呼ばれる手法が、法医学の現場では長きにわたって用いられている。

ある初夏の日に運ばれてきた嬰児もスーパーに併設されたトイレの便器の中で発見された。小さな肺を取り出し、水に入れると浮かび上がってきた。この世に出てきた時、この子は確かに生きていたことを示している。

嬰児が遺体で見つかる場合、出生届や母子手帳が出されていることはまずない。解剖を終えた時、私たちは必ず「死体検案書」を遺族に発行する。死体検案書の詳細は第5章で詳述するが、そこには亡くなった方の氏名、生年月日、死亡場所、死亡原因、死因の種類などを記入することになっている。

それと同じく、嬰児の解剖をした場合には、私たちは「死胎《したい》検案書」もしくは「死体検案書」を発行することになっている。解剖して、死産、すなわち生まれた時にすでに死んでいた場合には死胎検案書、生産、すなわち生きていたのなら、死体検案書を発行する。氏名の欄にはひと言、「不詳」と書かざるを得ないことがほとんどだ。

これまで死体検案書を何枚も書いてきたが、検案書でまず記入するのは亡くなった人の名前だ。皆、おそらくは両親が〝こう育ってほしい〟と希望を託してつけるのが名前というものだろう。名前もつけられることなくこの世を去った子供。やはり、こうした現実を目の当《ま》たり《あ》にすると、胸が痛む。

失業率と自殺率との関係

ここまで、貧困が〝発端〟となった死について、いくつか述べてきた。

「貧困」という言葉には、仕事の問題が直結する。病気やリストラ、倒産などの理由で働く場所を失い、収入が途絶えた瞬間、人は貧困に直面するのだ（仮に、生活保護を受け取っていたとしても問題の本質は変わらない）。

厚生労働省の発表データによると、2015年の自殺者のうち、失業者と高齢退職者を含む「無職者」の割合は全体の59・6％を占めている。自殺動機としても、「経済・生活問題」は第2位に位置付けられており（第1位は「健康問題」）、男女比で言えば、男性のほうが自殺率は高く、特に壮年男性の自殺については、経済的な理由が大きい（「精神神経学雑誌」第111巻　2009年より）。

自殺者について、数だけ見れば近年緩やかに減少傾向にあるが、それでも年間２万人以上の人が自ら命を絶っており、１日あたり50人以上が自殺によって亡くなっている計算になる。

東京などの監察医がいるような地域では、自殺遺体は監察組織へと運ばれることが多いと思われるが、大学の法医学教室には、遺書が残されているような、明らかな自殺とわかる状況の遺体が警察から回ってくることはあまりないようだ。

兵庫県では神戸市にしか監察対象区域がないため、それ以外の地域での自殺遺体について言えば、状況証拠などから自殺とわかったものは、ほとんど解剖自体が行われていないように思う。それでも、遺書がなく、自殺かどうかはっきりしないような場合に、法医学教室に運ばれてくるケースがある。

私たちの法医学教室で調べたところ、全解剖症例に占める自殺症例の割合は８・９％（２１７９例中の１９３例）。自殺の手段としては、首吊り（縊頸《いけい》）が32・１％（62例）でもっとも多く、次に飛び降りが15・５％（30例）と続いている。

私たちが遺体を解剖するのは、遺体が発見されてから、せいぜい数日であることが多いため、亡くなった人の生前の状況についての情報には限りがある。そのため、解剖だけで自殺かどうかを区別することは非常に難しいのが現実だ。

例えば日本人の自殺手段としてもっとも多い首吊りでも、自ら首に縄をかけたのか、誰かに首を吊られて殺されたのか、解剖すれば必ず区別することができるというわけではない。
また、入水《じゅすい》自殺も判断が難しい。海に浮遊している遺体を解剖して、死因が「溺死《できし》」とまでわかったとしても、自ら海中に飛び込んだのか、足を滑らせて誤って落ちてしまったのか、はたまた誰かに突き落とされたのか、やはり解剖だけではわからないことが多い。そこは、その後の警察の捜査に委ねるべき要素でもある。

しかし、犯人が鈍器などで殴った痕があったり、多量の睡眠薬を服用していたりすることがわかり、首吊り自殺を偽装したことが私たちの診断によって判明する場合もある。亡くなった方がどのような原因で死に至ったかを調べることが法医学の仕事なのだ。

人の命は500万円か

ある日の午後、30代半ばの男性の遺体が運ばれてきた。左胸に数カ所の刺し傷があり、被疑者不詳の殺人被疑事件として、私たちのところに司法解剖の依頼があったのだ。

彼の左胸に残されていた刺し傷は全部で5カ所。それぞれが3、4センチくらいの、一見して鋭利な刃物などによる刺し傷とわかる損傷だった。それらは左胸の狭い範囲に固まって残されており、そのほかに目立った外傷はなかった。

この遺体を見た時、私はホッと胸をなでおろした。

「これはおそらく、自殺だろう」

私はそう見立てたのだ。

男性の左胸には、同じ大きさの刺し傷が５つ並んでいた。そして、そのすべてが真っ直ぐ心臓に向けられていた。

これがもし第三者による犯行だとすれば、左胸だけに５カ所、同じような傷が並ぶ状況は想定しづらい。加害者と被害者が刃物を持って争えば、左胸の狭い範囲を何度も刺し続けるなど、通常は起こり得ないからだ。

ただ、被害者が薬や酒を飲まされて、眠っているところを刺されたのだとすれば話は変わってくる。外表の観察をしただけでは、誰かに殺害された可能性を完全に否定できない。重要なのは、遺体に残されている客観的な事実を積み上げていくことだ。思い込みだけで事実を見誤らないよう、注意しながら私たちは解剖を進めていった。

刺し傷のあった左胸を開いてみると、はっきりと刃物によって切り込まれた痕が残されていた。５カ所の刺し傷は皮下組織までで止まった浅いものや、心臓の手前で止まっているものなど、それぞれ深さが異なっていた。

心臓にまで到達していた傷は１カ所のみ。これが、致命傷だった。

自殺の場合、致命傷となる傷は基本的に1つだけのはずだ。致命傷ができた時点で、それ以上自らを傷つけることは難しくなる。彼のように5カ所も刺し傷がある場合、致命傷以外の傷は、心臓に届いていないか、もし到達していてもごくわずかな損傷を与えているだけの場合がほとんどだ。

これが他殺となると、複数の傷が心臓に損傷を与えていたり、犯人と争った際にできる「防御創《ぼうぎょそう》」と呼ばれる傷が被害者の手の指などに残されていたりする。

男性の死因は、心臓を刺したことによる「失血死」。私は、刃物を使った「自殺」と判断した。

自ら命を絶った遺体の解剖を終えると、私の心の中に少しだけ安堵の気持ちが生まれる。誤解してほしくはないのだが、死を悼《いた》む気持ちは変わりないものの、人を殺《あや》めた犯人が今もうろついていることはない、という事実が判明すると少々、気が抜けてしまうのだ。法医解剖医とは奇妙な職業だと、自分でもつくづく思う。

警察によれば、この男性は借金を苦に自らの命を絶ったのではないかということだった。勤めていた工場が閉鎖し、職を失った彼には500万円ほどの借金があったという。

自殺者が借金を抱えているケースはよくあることだが、警察から聞く彼らの借入額は、不思議と500万円前後であることが多い。あくまで私の個人的な感覚だが、500万円という借金の額は人ひとりが生きていくうえで大きな重荷となってしまうようだ。逆に言えば、とりあえず５００万円あれば、人は自ら死を選ぶ状況には陥らないのかもしれない。

人の命は、５００万円――そんな切ない考えが、頭をよぎる。

「貧困の死」。ひと言で言っても、その死は実にさまざまだ。貧困のために病気になって亡くなる人もいれば、自ら死を選択する人もいる。

これが日本の日常であり、誰にでも起こり得る現実だ。

【第１章の参考文献およびサイト】

●厚生労働省　生活保護の被保護者調査（平成28年１月分概数）の結果
http://www.mhlw.go.jp/toukei/list/74-16b.html

●尼崎市生活困窮者自立支援担当・保護第２担当　市長定例記者会見資料「生活にお困りの方に対する『就労支援』の体系について－切れ目のない段階的な就労支援－」
http://www.city.amagasaki.hyogo.jp/dbps_data/_material_/_files/000/000/035/364/2708shiryou.pdf

●ＷＨＯ「糖尿病についてのグローバルな報告（Global Report On Diabetes）」
http://apps.who.int/iris/bitstream/10665/204871/1/9789241565257_eng.pdf

●国際糖尿病連合（ＩＤＦ）「糖尿病アトラス 第７版 ２０１５」（Diabetes Atlas 2015）

●内閣府自殺対策推進室「平成27年中における自殺の状況」
https://www.npa.go.jp/safetylife/seianki/jisatsu/H27/H27_jisatunojoukyou_01.pdf

●自殺対策支援センター　ライフリンク「自殺者統計」
http://www.lifelink.or.jp/hp/statistics.html

●厚生労働省「自殺対策白書」（第２章　自殺対策の10年とこれから）
第２節　自殺の状況をめぐる分析
http://www.mhlw.go.jp/wp/hakusyo/jisatsu/16/dl/2-02.pdf

●井上顕、福永龍繁ほか「精神神経学雑誌」第１１１巻第７号　p．７３３－７４０（２００９年）／「精神医学・法医学・公衆衛生学等関連各分野の連携による自殺対策—三重県における調査結果と活動報告—」

●上吉川泰佑、西尾元ほか「兵医大医会誌」第40巻　p．65－68（２０１６年）／「兵庫医科大学法医学講座が扱った自殺症例の検討」

第2章

孤独の死体

熱中症の恐怖

私たちの法医学教室には、日々さまざまな遺体が運ばれてくるが、そのなかには、死後長い時間が経っている遺体も多い。自宅で亡くなったまま1カ月以上放置されていたり、なかには数年前に亡くなって山中で発見されたりと、悲しい背景を持つ亡骸《なきがら》と解剖台で対面することは日常茶飯事だ。

近頃、さらにその機会が増えている。独り暮らしの方、いわゆる独居者が増加していることが、その原因の一つなのではないかと思う。

私たちの法医学教室でも、年間の解剖数は10年前と比べて約2倍、2015年には年間で320体の解剖を行った。そのうちの46%、実に半数近くが独居者というデータが出ている(未発表)。全国的に見ても法医解剖の実施件数は増えている。それもまた、独り暮らしのために死亡時の状況がわからず、異状死体となる遺体が増加していることが一因だと考えられる。

厚生労働省が発表した「平成27年　国民生活基礎調査の概況」によれば、日本における単独世帯、つまり独居者は1351万7000世帯で、全世帯の26・8%にのぼる。20年前と比べて430万世帯以上増えており、その割合も4・2ポイントアップしているという。

なかでも、高齢者（65歳以上）の単独世帯の増加は著しく、１９９５年に２１９万９０００世帯だったのが、２０１５年には６２４万３０００世帯と、およそ４０４万世帯も増加している。

独り暮らしをしている高齢者の増加とともに、ここ10年ほど注意喚起がなされるようになったのが、夏場の熱中症対策だろう。厚生労働省によれば、２０１６年７〜８月の時期に熱中症により入院した患者数は全国で７７６人。そのうち、61歳以上が４７３人と全体の６割を超えた。２００５年には３２８人だった死亡者数は、２０１５年には９６８人と約３倍にまで増えており、記録的な猛暑となった２０１０年に至っては１７３１人もの方が熱中症で亡くなっている（厚生労働省「人口動態統計」より）。

この背景には、気候の温暖化とともに〝独居者の増加〟があるのではないかと思う。

実は熱中症というのは屋外だけでなく、屋内でも頻繁に起きる。さらにやっかいなのだが、夜中の睡眠中に起こることも少なくない。

日中に屋外で熱中症になって倒れたならば、周囲の人らによって救急車を呼んでもらえるだろうが、もしひとりで寝ている時間帯に症状が出たとしたら……。熱中症になると、体内の水分や塩分が失われ、熱が体内にこもった状態になる。軽度であればめまいや立ちくらみ程度だが、重症の場合、けいれんを起こしたり、激しい頭痛や嘔吐に襲われたりする。意識レベルが低下すれば、助けを求めることすら難しくなってしまう。

事実、東京都監察医務院が東京都23区を対象に行った調査によれば、2014年に熱中症で死亡した人の3割以上が、2015年は2割以上が夜間に亡くなっていたことがわかっている。そのうち屋内で亡くなった人の割合は約9割を占め、そのほとんどが自宅でエアコンを使用していなかった。高齢者は節約心や好みの問題から、エアコンがあっても滅多なことではつけないという人も多い。そうした背景もあり、最近は「夜間熱中症」と称し、特に睡眠中の熱中症に対する注意が呼びかけられるようになっている。

筋肉まで溶かす熱中症

私たちのもとに運ばれてくる遺体の中に、どの程度、熱中症が原因で亡くなった方がいるのか。実は、その正確な数はわからない。

独り暮らしの方が亡くなっていた場合、発見までに数週間以上かかることも珍しくない。つまり多くの場合、私たちが解剖台で対面する頃には遺体が腐敗してしまって、その死が熱中症によって引き起こされたかどうかを探る術《すべ》がほとんど残されていないことが多い。

もしも生きているうちに運ばれてきたならば（もちろん、その場合は法医学教室ではなく、病院に運ばれるわけだが）、体温が異常に高くなっているのが確認できるはずで、熱中症の診断はそう難しくはないだろう。救急車で運ばれてきた患者の体温が41℃もあれば、臨床経験に乏《とぼ》しい私には急性覚せい剤中毒か熱中症くらいしか、診断としては思い浮かばない。

だが、人が死んでしまえば、体内で熱産生を行うこともなくなる。そうなると熱中症だったかどうかに限らず、周囲の気温と等しくなるまで、体温は下がっていく。つまり、外気温度が30℃だとすれば、体温もまた、30℃に等しくなるまで徐々に低下する。解剖する時に、体温が外気温度に近いところまで低下していた場合、死因が熱中症だったかどうかを診断するのは非常に難しくなり、「死因不詳」と診断せざるを得なくなることも多いのだ。

暑さが厳しい、数年前の8月のことだ。独り暮らしの自宅で、夜中に亡くなったと思われる70代の女性が運ばれてきた。

たまたま近くに住んでいた知人が家を訪れると、ベッドの中でひっそりと亡くなっている姿が発見されたという。すでに死後3日ほど経っており、当然ながら体温は外気温度まで下がりきっていた。目立った外傷はなく、解剖しても臓器には一見してなんの異常も見られない。死亡原因がわからないので、解剖を終えた直後に発行する死体検案書には、死因は「不詳」と記入した。

解剖後に顕微鏡を使った検査で、亡くなった彼女の臓器の様子を細かく観察していると、筋肉の細胞が一部溶け出している（変性《へんせい》している）ことを示す所見が観察できた。

人体の細胞の多くは、体温を37℃前後に保ち続けることで正常に機能するようにできているのだが、体温があまりに上昇すると時として異変が起こる。その異変の一つとして、筋肉を作っている骨格筋細胞が熱によって溶けたり死んだりして、筋細胞内の成分が血液中に流れ出すという現象が現れることがある。これを「横紋筋融解症《おうもんきんゆうかいしょう》」と言い、法医学教室では、重度の熱中症を診断するためのわずかな〝ヒント〟として認識されている。

ちなみに、ここで言う「横紋筋」とは、腕や足などの骨格筋といった一般的にイメージされる筋肉を指している。

不幸中の幸いと言えるかわからないが、この小さなヒントによって、彼女の死体検案書の死因欄は「不詳」であったところから「熱中症」と書き直すことができたのだ。

独り暮らしゆえの死

熱中症に限らず、独居者の解剖をしていると「もしも独り暮らしでなかったら……」と考えてしまう瞬間がある。

一度、60代男性の解剖を行った際、こんなことがあった。

季節は師走《しわす》に入った頃だったと思うが、その男性は、一軒家の自宅の床に倒れて死亡していたところを発見された。家は施錠されており、部屋が荒らされた様子もない。事件性はないものの、死因がわからない、と警察から承諾解剖の依頼があったのだ。

彼にはこれといった既往症や内臓疾患はなく、第1章で詳述した心臓に出る特有の症状（心臓の左右の血液の色の違い）が確認されたことから、直接の死因は「凍死」と思われた。ところが、聞けば男性は経済的に困窮していた様子はなく、自宅にはエアコンが備えつけられていたという。それならば、なぜ自宅で凍死してしまうのか——どうしても理由がわからなかった。

判然としないまま解剖を進めていたが、脳を切り出したところでこの男性が凍死した理由がはっきりとわかった。

脳出血が起きていたのだ。

脳出血は高血圧の人が起こしやすいのだが、脳の中で高血圧が原因で脳出血が起こりやすい部位がいくつか知られている。もっとも脳出血を起こしやすい部位である、被殻《ひかく》という場所に、ピンポン球程度の大きさの出血が観察されたのである。

脳の血管が破れることで起きる脳出血だが、この男性の場合、その出血の程度は軽いもので、普通であれば死に至るほどではなかった。仮に誰かがそばにいたら、その場で倒れたであろう男性の異変を察して救急車を呼んでくれたはずだ。病院で治療を受ければ、死ぬことはなかったと思われる。

ただ、この人は独り暮らしだった。おそらく、脳出血のために動けなくなってしまったのだろう。自分で救急車を呼ぶことができず、部屋に倒れている間に、寒さにより凍死してしまったわけだ。

人は死ぬと「緑色」になる

独り暮らしゆえの死——法医学の現場で、もっとも「孤独」について考えさせられる瞬間である。「孤独な死」とは何かと問われれば、まず「ひとりで暮らしていたが人知れず亡くなる状況」を思い浮かべてしまう。

もちろん、独り暮らしが孤独とは、私はまったく思っていない。

どう暮らすかは、その人のライフスタイルそのものだ。ひとりで暮らす気ままさを好んでいる方もいるだろうし、一歩外に出れば仕事や趣味を通じてたくさんの友人関係を持っている方もいる。子や孫と離れて暮らし、時々会うのがちょうどいいと感じる方もいるはずだ。

ただ、ひとりで暮らせば、自分の身に何か起きた時に、手を差し伸べてくれる人がいないリスクが高いことは間違いない。電話で家族や友人に知らせたり、救急車を呼んだりできればいいのだが、それすらも不可能なほど、突発的な症状が出るケースもある。

体の調子が急に悪くなってそのまま死亡してしまった場合、誰かに発見されるまでに時間を要することが多い。死後の経過時間が長くなれば長くなるほど、当然、腐敗が進んだ状態で発見されることになる。

皆さんは、人間が腐敗していくと、どういう外見になるか想像がつくだろうか。

医療や葬儀、捜査関係など、限られた職に就いていない限り、死者の亡骸と接する機会はそう多くないはずだ。せいぜい身内や親しい人が亡くなった時、病院のベッドか、ドライイスが底に詰められた棺桶の中に横たわる故人と対面するぐらいのものだろう。つまり、まだ生前の状態に近い遺体としか、接する機会はないわけだ。

人もまた生き物であり、死を迎えた瞬間から肉体は腐っていく。「腐敗」とはれっきとした医学用語であり、死後に活動を活発化する微生物の作用によって細胞が分解され、腐っていく状態を示している。

あまり知られていないことだが、人は死ぬとその外見は徐々に〝緑色〟になっていく。人体の腐敗が始まると、まずお腹の右下あたりの皮膚が緑色に変わり出す。例えるなら苔《こけ》の色、まさに〝モスグリーン〟だ。夏場ならば死後１、２日で変色が始まり、腹全体、それから胸、足へと、上下に向かって徐々に広がっていき、1週間もすれば全身が緑色に覆われる。

お腹の右下あたりは、腸がもっとも膨れている部分だ。腸の管はもともと膨れているものではあるのだが、右下腹部のあたりには回盲部《かいもう》(大腸と小腸の境目で盲腸があるところ)という、腸管の径《けい》が一番太いとされる場所がある。

おそらくここがもっとも腹壁に近いため、腸内での変化が体の表面に出てきやすいのだと考えられている。

消せない死の〝におい〟

この腐敗による変色現象は、放置されたすべての遺体に等しく起こるわけではない。死後、遺体の置かれた環境の条件によっては、腐敗よりも、ミイラ化が進む場合もあるのだ。

例えば真冬に亡くなった後、遺体が風通しのよい部屋に放置されていたとすれば、乾燥が進んで、腐敗よりもミイラ化が進行する。体内の水分がある程度抜けてしまうと、そこからは腐敗が進まなくなるためだ。ちなみに、「ミイラ」もまた、れっきとした医学用語である。

一方、夏場に死亡した場合、遺体は、通常1カ月もすれば白骨化してしまう。その原因は、夏になると活発に活動するハエたちだ。彼らの活動時期に死亡した遺体には、野外に限らず、屋内にあっても必ず卵が産み落とされている。

ある時、室内で発見された遺体が運ばれてきた。かなり腐敗が進んでおり、骨がところどころ見えているほどだった。

ウジも大量についており、脳など臓器の多くはすでに食べ尽くされていた。聞けば、近所に住む人が、その人の自宅の窓が真っ黒になっていることに驚き、警察に通報したという。ハエは、驚くほどのスピードで増殖する。遺体に産みつけられた卵は孵化《ふか》と羽化《うか》を繰り返し、部屋の中がハエだらけになってしまっていたのだ。

ミイラ化した遺体を好む昆虫（第3章で詳述する）もいるため一概には言えないが、同じように死後、時間が経過した遺体であれば、冬場のほうが腐敗は進みにくいぶん、綺麗な状態で運ばれてくるケースが多い。夏場であれば、ウジのいない遺体のほうが珍しいくらいだ。

職業柄慣れたとはいえ、腐敗した遺体はやはり解剖していても気分がいいものではない。視覚的な問題以上に、〝におい〟が気になってしまう。

生々しい話になるが、解剖中に腐敗した遺体を扱うと、そのにおいの成分が自分の髪の毛や皮膚に染み込んでしまってなかなか抜けない。どれだけ解剖術衣で身を固めても、解剖中に臭気がどこからか入り込み、付着するのだ。

一度、市販の消臭剤を体にかけて、においを消そうと試みたことがある。しかし、元のにおいと混ざり合ってとんでもない悪臭となり、大失敗をしてしまった。その日はやむを得ずそのまま帰宅の電車に乗り込んだのだが、座席に座ったところ、隣の席に腰を下ろした人がしばらくすると次々に席を立っていった。眉間《みけん》にしわを寄せながら離れていった、若い女性の顔を今でも覚えている。以降、下手な消臭対策はしないでおいている。

いじめによる死

独り暮らしをする人の誰もが「孤独」であるわけではない。家族と一緒にいても、学校や職場といったコミュニティの中にいても、孤独を感じている人はいるはずだ。それが、自らが望んで作り出した孤独であれば、それもまたその人の生き方だろう。

だが、その輪の中に入りたくても入れないのだとしたらどうだろうか。学校や職場、時には地域という自分が所属するコミュニティの中で起こった時には、精神的に追い込まれてしまう人も少なくない。「いじめ」もそうした問題の一つのように思われる。

文部科学省が2016年3月末までに全国の小学校、中学校、高等学校、特別支援学校を対象に行った「平成27年度児童生徒の問題行動等生徒指導上の諸問題に関する調査」の結果によると、「いじめ認知件数」は過去最多の22万4540件にのぼった。前年度より、3万

6468件増加していたという。とはいえ、この数字はあくまで学校側が〝認知できた〟数であり、実際にはもっと多くのいじめがあったのではないかと想像できる。

私はかつて、いじめを苦にマンションから飛び降りて死亡したと思われる男子中学生の解剖を行った経験がある。

この時、亡くなった直後に遺体が発見されたため、解剖時点で得られていた情報はごく限られていた。彼は遺書を残してはおらず、誰かに突き落とされた可能性も否定しきれなかったため、「被疑者不詳の殺人被疑事件」として司法解剖となった。

解剖の結果は、「肋骨多発骨折による出血性ショック」。睡眠薬などを飲んだ痕跡もなく、事前に誰かと争った跡なども見られなかった。

解剖後に、彼は通っていた学校でひどいいじめに遭っていたことがわかったという。学校という大勢の人の中にいるからこそ、いじめに遭って周りから孤立すると、余計に孤独を感じるのかもしれない。

ちなみに、高所からの飛び降りや自動車との衝突などで、体に大きな外力《がいりょく》が作用すると、遺体は外表の損傷が激しくなる。頭部では頭蓋骨、胸部では肋骨、腰部では骨盤骨などに、程度の著しい骨折が多数生じることも珍しくない。

損傷の数や程度が多いからといって、解剖のやり方、手順が変わることはないが、外表、皮下組織、骨、臓器に損傷があれば、それをすべて文字と写真によって記録していく。そのため、損傷が少ない遺体の解剖と比較すれば、圧倒的に時間を要することになる。

こうした遺体では「脳破裂」「心臓破裂」「肋骨多発骨折」など、単独でも死因となる損傷が複数見つかる場合がある。こうしたケースではどの所見を死因とするのか、判断が難しくなる。

だが、どれもが死因になり得るからといって、どの所見を死因として採用（＝死体検案書の死因欄に記載）してもいい、というわけではない。

例えば、高速道路で大型トラックに体を轢《ひ》かれ、遺体の脳と心臓が破裂しているような場合がある。解剖時に心臓が元の位置よりも首や頭のほうへ移動しているようなことがあれば、トラックはこの人物の足のほうから頭の方向へ、体の臓器を押しつぶすような形で轢いていったと考えられる。順序としては、足側に近い心臓が脳より先に破裂したと考えられるので、死因としては「脳破裂」ではなく、「心臓破裂」とすることになる。

孤独死とアルコール関連死

近年よく聞かれるようになった、「孤独死」という言葉がある。独り暮らしの方が周囲に知られることなく、突然の病や慢性的な疾患により、ひっそりと亡くなる。そうした悲しい状況を指す言葉だ。

東日本大震災で大きな被害があった岩手、宮城、福島の3県における仮設住宅においても、「孤独死」は大きな問題になっている。その数は2015年末までで188人にのぼり、震災後5年間、毎年増加していると報じられた。この調査をした共同通信社は、孤独死の定義が不明確なため、3県の県警に「プレハブ仮設住宅にひとりで暮らし、死亡状態で見つかった人」の数を尋ねたという(3県警はここに自殺者数が含まれるかを明らかにしていないが、岩手県警については「2015年分は自殺者数を除いた」としている)。

こうした被災者の孤独死問題は、1995年に起きた阪神・淡路《あわじ》大震災の災害復興公営住宅で注目されるようになった。独居高齢者の増加と合わせて、突然の環境の変化によって隣近所との交流が失われたために、頼る人も見守る人も、互いにいなくなってしまった結果だった。

もし呼び寄せてともに暮らしてくれる家族や、隣近所がお互いに目が届くような形で生活できる施設があれば、孤独のまま亡くなることはなかったのではないか——そうした悲痛な訴えを幾度となく耳にした。

こうした孤独な死は、多くの場合、アルコール、つまり飲酒との関連性が高くなるように感じている。

事実、私たちの法医学教室で解剖した人の実に3割近くの方の血液中から、アルコールが検出されている。

その中でも、恒常的《こうじょう》に過度の飲酒を続けていた、つまりアルコール依存症と診断された人の解剖に限って言えば、圧倒的に男性が多く、しかも独居者ばかりだ。独り暮らしだからアルコール依存症になるのか、アルコール依存症になると独り暮らしになるのか——その数の多さから、どうしても因果関係を考えてしまう。解剖した人が置かれていた状況を見ても、失業や倒産、借金、職場や友人、家族との人間関係などによって生まれるストレスから逃れるために、飲酒を重ねる人は多いようだ。

私が覚えているアルコール依存症の解剖例がある。まだ50代の男性だったのだが、彼もまた40代半ばで会社をリストラされてしまった。家族とは長い間音信不通状態で、親しい友人もいなかったという。仕事を辞めてからはほぼ酒浸《さけびた》りの生活となり、亡くなる半年ほど前からはほとんどアルコールのみで栄養分を摂取しているような状態だったそうだ。

自宅で死亡しているところを発見された後、警察が調べると、部屋には食べ物はほとんどなく、かわりにビールの空き缶や、焼酎の空き瓶などがそこら中に散乱していたと聞いた。

彼のようにアルコールだけで生活していたような人の血管は、かえって非常に綺麗なことが多い。普通なら加齢とともに起こる動脈硬化の変化が、血管にほとんど見られないことも多いのだ。アルコール以外の脂肪などの栄養分をほとんど摂取しないため、血管に動脈硬化が起こりにくいのかもしれない。

極度のアルコール依存に陥ると、普通ならば食事からタンパク質やら脂肪やらを摂取するところを、アルコールだけで最低限のエネルギーを摂ることになる。脂っこい食事をしないため、内臓脂肪もほとんどつかない。私が解剖したアルコール依存症の人は総じて痩せており、皮下脂肪の厚さが3、4センチもあるような人はほとんどいなかった。体の内側だけ見れば、心筋梗塞など起きる要素もなく、健康な状態にすら思えてくる。

命を奪うケトン体

私たちのもとに運ばれ、解剖台の上に横たわっているその50代の男性も痩せていて、内臓脂肪もほとんどついていない状態だった。妙な物言いになるが、人間がアルコールだけでも生きられること（健康に生きているという意味ではない）を、身をもって証明したわけだ。

では、彼はなぜ亡くなってしまったのだろうか。

アルコールをほとんど唯一の栄養源としている場合、一度風邪でもひいてしまうと、肉体が一気に深刻な状況に陥ることがある。その原因となるのが「ケトン体」という、酸性物質である。

　通常、人は栄養（ブドウ糖）が足りなくなると体の脂肪を燃焼し、エネルギー源として使用するようになる。この時、体内で作られるのがケトン体で、ブドウ糖のかわりに全身のエネルギー源となってくれる。炭水化物摂取量を極端に減らすという「ケトン体ダイエット」が話題になっているように、健康な人でも2日も絶食すれば、血液や尿中に確実にケトン体が出るようになる。

　ケトン体は酸性物質なので、血液中であまりに増加すると血液の酸性度が強くなってしまう。健康な体であれば肺で血液中のｐＨ（酸性・アルカリ性を示す水素イオン指数）を調節できる仕組みになっており、無意識に呼吸を速めて二酸化炭素を積極的に体の外へ排出することで、血液中のアルカリ性を強めてくれる。同時に腎臓も機能し、余分な酸は尿の中に排出され、血液がアルカリ性に傾くような調節が行われる。

　これがアルコール依存症の人の場合、風邪でもひいて一切の栄養源の補給が絶たれてしまうと、血液中のケトン体が異常に増加し、ｐＨの調節が追いつかなくなってしまうことがある。正常な体の働きを保つために、血液中のｐＨの値はごく狭い範囲に調節されている。あまりにケトン体が血液の中に溜まってしまうと、血液の酸性度がこの正常な調節範囲を超えてしまって、体の機能が正常に保たれなくなることがある。

先ほどの50代の男性も、解剖後に血液を検査してみたところ、ケトン体の値が異常に上昇しているのが確認された。一方で、アルコール依存症だったこの男性の血液のアルコール濃度は低く、急性アルコール中毒で死亡したわけではないことも確かめられた。

一般的には、アルコールによる死因としては急性アルコール中毒がよく知られている。当然、アルコール依存症の人でも、その致死濃度を超えるほど酒を飲めば、急性アルコール中毒で死ぬ可能性はある。

しかし、私たちのもとに運ばれてくる遺体について言えば、アルコールを一気飲みするなどして急激に血液のアルコール濃度が上昇し、急性アルコール中毒で死亡した人というのは驚くほど少ない。

アルコールが直接の死因になることはむしろ珍しく、男性のように血液中のアルコール濃度は低いのにケトン体が上昇して死亡する、酔っ払って歩いている時に足を滑らせて池に落ちて溺死する、あるいは忘年会の帰りに道路で寝ていたところを自動車に轢かれて死亡する、飲酒後に駅のホームから転落して死亡するなど、アルコールが間接的に死因に関係している例のほうが圧倒的に多い。法医学教室で経験するこうしたアルコールが間接的に死因に関係しているような死を、私たちは「アルコール関連死」と呼んでいる。

その点から考えると、一緒に酒を飲む人や、自宅で気遣ってくれる家族がいたら、防げた〝関連死〟もあったのかもしれないと、思わずにはいられない。

法医学と精神疾患

ここまで書いてきた通り、独居者、高齢者、失業者、依存症者などの中に見られる「社会的孤立」状態の増加は、法医学の現場に置き換えれば、異状死の解剖数の増加につながっているように感じる。

近年、私が気になっていることがある。

それは、私たちの法医学教室で解剖される人の28%、およそ3割近い人が精神疾患を患っているという事実だ（1442例中の404例。2009年〜2015年／未発表）。少なくとも私たちの施設に運ばれてくる方々の中では、そうした病を抱えていた人が年々増えていることは、データが示す紛れもない事実だ。

精神疾患の方の解剖では、何が原因で亡くなられたかわからないケースも多い。結果、解剖しても「死因不詳」とせざるを得ないことも少なくない。また、何か精神疾患と結びつくような特有の死因が明らかになっているわけでもない。ただ、精神科病棟に通院する方は長ければ数十年と、長期にわたって薬を飲み続けているケースもある。精神疾患の方に処方される薬の中には、副作用として「不整脈」が起こる可能性が記されているものもあるので、不整脈によって死亡している方もいないとは言い切れない。

ただ、不整脈というのは、心電図を取ってみなければわからない。しかし、私たちのもとに運ばれた遺体の心電図を取ってみたところで、モニターに現れる線は当然、動かない一直線となるばかりだ。解剖をしてみても、止まった心臓に不整脈があったのかどうかの診断を下すことは極めて難しい。

以前、私たちの大学で解剖された方のうち自殺と診断された人について、症例研究を行ったことがある。自殺と診断された遺体のうち、17・1％（193例中33例）の方が実は精神疾患の既往者であった。精神疾患でなかった人の自殺者については、その自殺手段の多くが首吊りであったのに対し、精神疾患既往者の場合、服毒自殺（精神疾患患者30・3％／非精神疾患患者5・6％）が多くを占めた。

服毒自殺については、病院で処方された薬を使うケースが多く、一度に多量の薬を飲み込んで死に至っているケースが多い。臨床現場の実情を知らないが、精神疾患を患う人の服毒自殺を予防するためには、非常に長期にわたって薬を処方し続ける場合、服用されずに残されている薬があるのかどうかといったことに、注意を払う必要があるのではないかと感じる。

精神科の担当医たちも、ある日患者が通院してこなくなったからといって、一人ひとり定期的に連絡を入れることはしていないかもしれない。

精神科病棟に通っていた自分の患者がある日突然、亡くなり、担当医も知らない間に解剖されていた、ということも珍しい話ではない。

精神疾患と事件の距離

そしてもう一つ、私が気になっているのが、精神疾患患者と事件の関連性だ。

私たちが解剖する症例の中で、病気や事故ではなく、他殺と判断される症例はおよそ5％程度（1548例中81例）。この「他殺」事件の被害者の約4人に1人（23・5％）が、うつ病、統合失調症、認知症など、なんらかの精神疾患を抱えていた。さらに、被害者が精神疾患患者であった他殺事件の場合、その加害者の8割以上（19例中16例）が親族、つまり家族などの身内によるものだった。

精神疾患患者本人だけでなく、その家族の置かれた環境が社会の中でいかに孤立しているかが、この数字からは見えてくる。治療にかかる経済的な問題だけでなく、多くの家族が周囲とのコミュニケーションを持てず、苦しみを抱え、孤立するなかでこうした事件が起きているのではないか。そこには、精神疾患患者とその家族に対する社会の無理解や偏見といった問題もあるだろう。

２０１６年7月、神奈川県で痛ましい事件が起きた。同県相模原市《さがみはら》にある知的障害者施設「津久井《つくい》やまゆり園」に20代の男が刃物を持って押し入り、入所者19名が犠牲になり、27名が負傷した。

一度に多くの罪もない人が一方的に殺害されるなどという事件は、絶対に起きてはならない。

同施設の元スタッフでもあった加害者には、精神疾患の疑いによる措置《そち》入院歴があった。本来必要な退院後のケアがなく、さらに親との同居を前提とする退院だったのに男が独り暮らしをしていたなど、この事件では措置入院をめぐる多くの問題が指摘されている。

精神科の現場では今、精神疾患を抱えた患者たちを隔離病棟の中で孤立させるよりも、社会全体で受け入れ、見守っていこうという方向に変わりつつあるという。精神疾患患者を社会のみんなでケアしようという姿勢そのものは、決して間違いだとは思わない。ひとりの極端な人物が起こした事件により、病と必死に戦う大半の患者やその家族が、差別や偏見にさらされることがあってはならないと私は思う。

【第2章の参考文献およびサイト】

●厚生労働省「平成27年　国民生活基礎調査の概況」／Ⅰ　世帯数と世帯人員の状況
http://www.mhlw.go.jp/toukei/saikin/hw/k-tyosa/k-tyosa15/dl/02.pdf

●厚生労働省「年齢（5歳階級別にみた熱中症による死亡数の年次推移（平成7～27年）～人口動態統計（確定数）より」
http://www.mhlw.go.jp/toukei/saikin/hw/jinkou/tokusyu/necchusho15/dl/nenrei.pdf

●厚生労働省「平成28年度熱中症入院患者等即時発生情報」／平成28年7月1日～8月31日の重症入院患者数
http://www.mhlw.go.jp/file/06-Seisakujouhou-10900000-Kenkoukyoku/0000142968.pdf

●東京都福祉保健局　東京都監察医務院「平成27年夏の熱中症死亡者の状況（東京都23区）」
http://www.fukushihoken.metro.tokyo.jp/kansatsu/oshirase/nettyusho27.html

●文部科学省「平成27年度『児童生徒の問題行動等生徒指導上の諸問題に関する調査』結果（速報値）について」
http://www.mext.go.jp/b_menu/houdou/28/10/__icsFiles/afieldfile/2016/10/27/1378692_001.pdf

●河北新報ＯＮＬＩＮＥ ＮＥＷＳ「〈仮設住宅〉被災３県孤独死１８８人」（２０１６年３月１日配信）

●末永正二郎、西尾元ほか「兵医大医会誌」第39巻　p．１１５－１１９（２０１５年）／「法医解剖症例におけるアルコール関連死の検討」

●上吉川泰佑、西尾元ほか「兵医大医会誌」第40巻　p．65－68（２０１６年）／「兵庫医科大学法医学講座が扱った自殺症例の検討」

●西本匡司、西尾元ほか「兵医大医会誌」第39巻　p．83－88（２０１４年）／「阪神間における薬毒物中毒死解剖症例の検討」

●北野圭吾、西尾元ほか「兵医大医会誌」第39巻　p．77－81（２０１４年）／「阪神間における他殺解剖事例の検討」

第3章 老いの死体

腐敗が進んだ老人の遺体

その年は残暑が厳しく、自宅から最寄り駅まで少し歩いただけで汗が噴き出すほどだった。阪神本線に乗って職場の兵庫医科大学に向かう電車内で、私の携帯電話に1通のメールが届いた。警察の担当者からの解剖依頼メールだ。部屋で倒れて亡くなっていた老人の死因がわからないため、解剖に回したいという。

ちょうどその日は午後に予定がなかったため、13時からであれば解剖が可能だと返信したところで、電車はちょうど降車する武庫川《むこがわ》駅のホームに滑り込んでいた。

まだ早い時間だというのに、外は猛暑だ。またひとり、老人が熱中症で亡くなられたのだろうか……と、ぼんやり考えながら大学までの5分ほどの道のりを歩く。

午後、老人の遺体が運ばれてくると、私たちはいつものように担当の警察官から聞き取りを行った。

解剖記録には、解剖する方の名前や生年月日、死亡発見された日時や場所、確認できている最終生存日時、また、同居者や既往症の有無などの情報を書き留めておく。その地域の解剖を担当する法医解剖医がそれぞれ自分たちで用意するため書式に違いはあるものの、記すべき情報は基本的にはほとんど同じだ。ただ、これまでの経験を踏まえ、私たちの法医学教室では記録する項目を付け加えている。例えば、「アルコール飲酒の有無」「精神科への通院歴」「認知症の有無」「独居と同居の別」「生活保護受給の有無」などの項目は毎回、担当警察官に確認して記録するようにしている。

その老人は、70代の男性だった。子供はおらず、妻との2人暮らし。日常的な飲酒はほとんどなかったそうで、精神科の通院歴なども確認されなかった。さらに、暑い季節なので室内の冷房の有無も確認したが、こちらもリビングや寝室に取りつけられていたという。

いざ遺体を目の前にすると、腐敗の程度はかなり進んでいた。死後1週間程度は経っていると思われた。ただ、遺体に目立った外傷もなかったため、やはり、死因としては熱中症の可能性も頭に置いておかなければならないと、私は考えていた。高齢者特有の節約志向から、部屋の冷房をあまりつけていなかったのかもしれない。

解剖を始めると、内臓の臓器には、腐敗が強く進んでいた。臓器は軟らかくなっており、膵臓《すいぞう》などは一部が溶け出す一方、肺や心臓などには目立った異変は見られない。

「だいぶ死後時間が経ってしまって腐敗が進んでいる……これは死因の特定が難しいかもしれない」

あれこれ頭を巡らせていると、ともに解剖を進めていた医師が口を開いた。

「先生、頭蓋骨を開けました――」

頭蓋骨の中の脳はすでにドロドロに溶けていて、元の脳の形をまったくとどめていなかった。しかし、そのドロドロに溶けた灰色の脳組織の中には、はっきりとわかる大きな赤っぽい血のかたまりがある。血腫《けっしゅ》、つまり出血の痕がそこに残されていたのだった。彼は「脳出血」で倒れ、そのまま自宅で息を引き取ったのだ。

老老介護と死

では、男性はなぜ妻が同居していたにもかかわらず、腐敗が進むまで病院に運ばれなかったのだろう。

それもすぐに合点がいった。実は、解剖が始まる前に解剖に立ち会う警察官から亡くなった人には「精神科家族歴」が「あり」と伝えられていた。精神科家族歴とは、なんらかの精神疾患を持つ家族がいるか否かを示している。同居していた妻もまた70歳を過ぎており、認知症を患っていたのだ（認知症もまた「精神科」で扱う疾患に含まれる）。

夫婦で暮らしていたにもかかわらず、死後1週間以上放置されていた背景には、妻の認知症があった。男性の遺体を発見したのは2週間に一度、彼らの自宅に顔を出していた訪問看護師だった。8月半ばに訪問後、月末になって看護師が再び自宅を訪れると、男性はすでに亡くなっていたという。

その横で、妻はぼんやりとテレビを観ていたそうだ。夫が死んだことも理解できず、彼女は死体と生活を続けていたのだ。妻は、夫はずっと寝ているものだと認識していたのだろうか。

近年、ニュースなどでもたびたび耳にするようになった「老老介護」。本書の読者の中にも、まさに伴侶《はんりょ》や親の介護の最中という方もおられるかもしれない。

総務省統計局によれば、2016年9月15日現在、日本における65歳以上の高齢者の数は、3461万人、人口の27・3％にものぼるという。厚生労働省の調査によれば、2025年には3657万人を突破するだろうと予測されており、人口の3割以上が高齢者となる日はそう遠くはない。第2章でも独居高齢者の増加については触れてきたが、核家族化に伴う独居高齢者の増加とともに、今もう一つ大きな社会問題となっているのが、この老老介護だ。

厚生労働省が3年ごとに大規模な調査している「国民生活基礎調査（平成25年）」によれば、自宅で暮らす「要介護者」とその要介護者を主に介護する「介護者」がともに65歳以上という世帯の割合は、すでに51・2％にも達しているという。介護の必要な高齢者を抱える家の半分以上は、すでに老老介護という状況なのだ。

わが国の平均寿命は年々上がっている。2015年現在、日本人の平均寿命は男性が80・

79歳、女性が87・05歳となっており、内閣府の「高齢社会白書（平成26年版）」によれば、2060年には女性の平均寿命が90・93歳と90歳を超えるとも予想されている。

しかしその一方で、健康寿命、つまり日常生活において介護などを必要としないでいられる期間は、平均で男性が70・42歳、女性が73・62歳（2010年度時点／厚生労働省調べ）までという試算もある。平均寿命との差が男性で約10年、女性なら約13年もあることになる。

こうした状況からもわかるように、老老介護では「介護者」も70代、80代であるケースが珍しくない。当然、いつ自分が「要介護者」になってもおかしくはないし、時として介護者のほうが先に亡くなる事態も起きてくる。

要介護者が重い認知症で状況の把握が困難であったり、脳梗塞などで寝たきりだったりすると、介護者であるパートナーが心臓や脳の突発的な病で倒れても誰にも連絡できないケースが出てくる。信じがたい話かもしれないが、なかには白骨化した相手と生活を続けていたような例すらあるほどだ。

同時に、助けを求める手段を持たない要介護者がそのまま放置されてしまえば、自分ひとりでは食事を取ることも、薬を飲むこともできず、後を追うように亡くなってしまう。こんなに悲しい話が、すでに日本のあちこちで起きているのだ。

先の老夫婦のケースでは、妻が生きている状態で発見されたことは幸運だった。私自身、老老介護をしていた夫婦がともに遺体で見つかったというケースに何度か遭遇している。老老介護において、介護者の死はすなわち、介護されている者の死にも直結するのだ。

老老介護中に浴槽内で起きた事故死

自宅アパートの浴室で80代の男性が、遺体として発見された。男性は認知症を患った70代の妻を介護するという、まさに老老介護の最中にあった。それでも妻を献身的に介護しており、歳を重ねても仲睦《なかむつ》まじく過ごす2人の姿を近隣住民もたびたび目にしていたという。

その男性の遺体が私たちのもとに運ばれてきたのは、ある初夏の日だった。

2人暮らしのアパートの浴室、その浴槽の中で男性は息を引き取っていたという。見つかった現場の状況から、死因は「溺死」が疑われた。

だが、警察から話を聞くと、想像を超える事態が起きていた。

なぜそうなったかは助かった妻に聞いてもわからないのだが、どうやら風呂に入っていた彼女が浴槽から出られなくなってしまい、それを助けようとした男性が足を滑らせて湯船に落ちてしまったようだという。しかも、落ちた拍子に偶然、男性は妻の下敷きになる格好で湯の中に沈んでしまった。そのまま彼女が重石《おもし》のようになってしまい、溺れ死んでしまったようなのだ。

夫婦と連絡が取れないことを心配した親戚の通報により、アパートに警察官が向かった。驚くことに発見当時、妻は浴槽の中で男性の上に座ったままの状態でいたという。悲しい話だが、結果的に彼女は夫のおかげで溺れずに済んだことになる。

老老介護では、介護者もまた、年々衰える自身の体力と戦わなければならない。人ひとりの体をコントロールするには、想像以上の力を必要とする。

まさにこの事件は、老老介護の厳しい現実を象徴していると思う。

おそらく、浴槽内で立ち上がれなくなった妻を抱きかかえるには、浴室は狭く、不安定な場所であったのだろう。

80代の男性が認知症の妻の入浴を介助する――3世代の同居が当たり前だったかつての日本では考えられない光景が、今では日常になりつつある。長年連れ添ったパートナーを献身的に世話した末が〝介護のための事故死〟では、あまりにやりきれない。

同時に、私は残された奥さんのことを思う。この夫は妻を支え、そして妻のために亡くなった。だが、おそらく彼女はそれすらも認識できていないはずだ。私が発行した死体検案書を見たとしても、彼女は何か理解ができるのだろうか。

仕事とはいえ、遺体をめぐる悲しい物語を知ってしまうと、やはりやるせない気持ちになる。

認知症と死

日本における認知症高齢者の数は、2012年時点で全国に462万人と推計されている。厚生労働省によれば、2025年には700万人前後になるとの推計もあり、将来的には65歳以上の高齢者の約5人に1人が認知症患者となる可能性を示唆している。

私たちの法医学教室においても年々、認知症を患っていた方を解剖する機会は増えている。2009〜2015年に私たちの行った全解剖症例1442例中、認知症が確認できた遺体は68例、およそ4・7%だった。しかも、この期間中、認知症の方を解剖する割合は徐々に増加傾向を示している。

認知症の方の多くは病院や施設で亡くなっているはずで、私たちのもとに運ばれてくるのは稀《まれ》なケースだ。一般的に高齢者が自宅や路上などで想定外の死を迎えない限り、「病死」することが大半であり、認知症の方が病死する原因としては「肺炎」が多いとされている。

私たちが解剖した認知症患者も、死因の診断が「病死」だった場合、多くが「肺炎」にかかっていた。しかし、私たちが認知症患者の解剖において「病死」と診断した例は、認知症の解剖例のうちの2割程度しかない。

では、ほかにどういった原因で亡くなっていたのか。

多かったのが「溺死」「凍死」「交通事故死」などだ。認知症が進むと、出かけたまま自宅に戻れなかったり、徘徊《はいかい》をしたりすることが多くなり、思わぬ事故に巻き込まれがちだ。結果、「溺死」「凍死」「転倒・転落死」「交通事故死」など、徘徊中および行方不明中に事故で亡くなったと思われる方が、認知症患者の解剖症例中のおよそ3割にものぼっている。

一度、私たちの管轄区域にある川のそばでも、「凍死」した男性の遺体が発見されたことがある。特に所持品はなく、身元もわからない。この時も被疑者不詳の殺人被疑事件として、私たちのもとに司法解剖の依頼が届いた。

解剖している間、当然ながら警察はその遺体の身元調査を進めている。その男性の場合、家族が捜索願を出していたため、身元はすぐに判明した。死亡発見現場から徒歩圏内に住む、80代の認知症患者だった。

おそらく、彼はふと出かけたはいいが、途中で自分がどこにいるのかわからなくなってしまったのだろう。真冬にもかかわらず、コートなどの防寒着は身につけていなかった。

寒空の下、ここがどこなのか、もしかしたら自分が誰なのかもわからないまま、不安な気持ちで彷徨《さまよ》っていたのかもしれない。

私は解剖する遺体が認知症を患っていた場合、死因に加えて亡くなった場所が自宅から何キロ圏内だったかも解剖記録に残すようにしている。

これまでの記録を整理してみると、行方不明中に亡くなった人の多くは徒歩圏内、おおよそ自宅から5キロ圏内の、それほど離れていない場所で遺体が発見されていることが多いことがわかる。この時の男性も、死亡場所となった河川敷は自宅からわずか2キロの場所だった。その距離でも、家に戻れなくなってしまったわけだ。時には自宅から30キロも離れたところで見つかった例もある。どうやって移動したのかは不明だが、その人は高速道路に迷い込んでしまい、トラックに轢かれて亡くなってしまった。

近年、こうした徘徊中の事故はたびたびニュースになっている。

2007年に愛知県の認知症男性（当時91歳）が徘徊中に電車にはねられて亡くなった事故について、JR東海が遺族に対し、損害賠償約720万円を求めて提訴した裁判「JR東海認知症事故訴訟」がある。2016年3月の上告審判決で、男性の遺族に賠償を命じていた名古屋高裁の2審判決が破棄され、JR東海側の逆転敗訴が言い渡された。

この時、賠償責任を求められていたのは、亡くなった男性の「介護者」である、同居していた妻と横浜市に住む長男だった。事件当時、妻の年齢は85歳。本人も「要介護1」の認定を受けており、認知症介護と老老介護が重なったなかでの悲しい事故であった。妻および離れて暮らす長男について、最高裁は「家族に監督責任はない」との判断を下した。85歳の妻が91歳の、しかも認知症という、自身の居場所を把握することもできない夫を探し回るのがいかに大変か――仮に数キロだとしても、彼らの行動範囲を家族だけで把握することは容易ではない。

亡くなった男性の長男がのちに語った言葉がある。

〈父は目的意識を持って歩いていたと思う。一連の報道で使われた『徘徊』という言葉は、誤ったイメージを与えている〉（2016年6月12日配信　朝日新聞デジタルより）

男性はそれまでにも自宅を出て、かつて勤務した農協や生家に向かうことがあったそうだ。あてどなく歩き回るのではなく、足を向けるのは自分の人生にゆかりのあった場所だった。傍《はた》から見れば「徘徊」のひと言で片づけられてしまう認知症患者の外出行動も、実は本人なりの強い意思が含まれているのかもしれない。

認知症患者の意思

つい最近のことだが、認知症を患っていた60代女性が私たちのもとに運ばれてきた。彼女は自宅近くの山に散歩に出かけたところ、帰り道がわからなくなり、自宅に携帯電話で連絡をしたのち、行方不明になっていた。それから1週間後、山中の浅い川のそばで、死亡しているところを発見されたという。

首の骨が折れており、おそらく山中のどこかから転落してしまったのだろう。同時に、凍死の所見もあり、骨折後しばらくは生きていたが、なす術なくその場で凍えながら亡くなったと思われた。

「JR東海認知症事故訴訟」でご遺族が語っていたように、他人からすれば、彼女もまた、意味もなく歩き回っていたようにしか見えないのかもしれない。しかし、本人にすれば、散歩したのち、確かに家に帰ろうと思っていたのだ。「帰りたい」——その意思はあっても、自分がどこにいるのか、どちらに行けばよいのか、わからなくなってしまう。それが、認知症の怖さなのだろうと思う。

そもそも先に書いたように、一般的に認知症で亡くなる人の死因の多くは「病死」であり、その主な死因は「肺炎」だ。なぜ肺炎になるのかと言えば、認知症になると脳が萎縮《いしゅく》していくため、最終的には寝たきりになってしまう。寝たきりになれば、どうしても食べたものが気管から肺へ入りやすくなってしまう。結果、肺炎を患い、死に至ってしまうわけだ。逆に言えば、動けるということはつまり、認知症の症状はあっても、まだ運動する機能は保たれているということを意味している。

認知症による脳の萎縮が始まった時、感情の起伏が激しくなったり、学習機能が低下したり、物忘れがひどくなったりと、まず「人間らしい生活」を送るための機能から失われていく。そして、そのまま脳が萎縮し続けると、腕や足などを動かす中枢部分も小さくなっていくため、次第に寝たきり状態になってしまう。その頃にはもう、自らの意思で動くことも難しい。

ならばその前に、彼らの残された意思とどう付き合っていくのか。認知症患者を抱えるご家族にとっての大きな課題であるだろう。

人の体に生じる老い

高齢者の遺体を解剖すると、「肉体が老いる」とはどういうことなのかが、目に見える形ではっきりとわかる。もちろん、個人差はあるのだが、年月を重ねれば、人の体は当然老いていく。

解剖の際には、私たちは必ず大動脈を取り出す。大動脈とは心臓の左心室をちょうど出た場所から、胸腔、腹腔と足のほうへ伸びていき、下腹部で左右の下肢《かし》の方向へ分かれるまでの動脈を指す。取り出した筒状の大動脈を開き、内側の状態を観察する。年齢を重ねると、部分的に動脈硬化した痕（肥厚斑《ひこうはん》）や石灰化した痕などができている。ひどい場合は、ハサミで大動脈を切る時に、ガリガリと音がするほどだ。

大動脈の弾力性を見るには、切り出した両端を左右の手で持ち、左右に少し引っ張る。若い人の大動脈は伸び縮みするが、高齢により動脈硬化が進んでいる場合、ほとんど伸縮しない。

また、腹部のレントゲン写真でもわかるのだが、上下に並んでいる脊椎骨（いわゆる背骨）は歳を取ってくると、その端が棘《とげ》のように飛び出してくる。これを骨棘《こつきょく》と言う。若い人の脊椎骨はほぼ四角形で、骨棘は見られない。

脳もまた老いる。脳を取り出すために頭皮を剥いだ後、頭蓋骨を医療用の電動ノコギリで切って、頭の上側部分（頭蓋冠《ずがいかん》）を外す。頭蓋冠を外すと、すぐ脳が見えると思われるかもしれないが、白い硬い膜（硬膜《こうまく》）が脳の表面を覆っている。この硬膜をメスで切り取れば、膜にひっつくようにして脳表面が初めて見えてくる。

脳表面は脳回《のうかい》と呼ばれるうねうねとした構造物があり、脳回同士の間が多少凹んでいる（脳溝《のうこう》と言う）。

認知症の方の脳を見ると、脳回が細く、したがって脳溝が大きく目立っている印象を受ける。そもそも、脳自体が小さく縮んでいるため、頭蓋冠を外した時に内側と脳の表面との間に距離ができている。脳重量は生後、年齢とともに徐々に増加するのだが、誰でも高齢になると神経細胞が減り、脳重量は減少していく。認知症の脳は程度の差はあってもさらに軽くなっている。

腐敗、白骨化、ミイラ化した遺体の行方

私たちの法医学教室には、身元不明の遺体も多く運ばれてくる。その中には、腐敗した遺体や、白骨化、ミイラ化した遺体など、亡くなってから誰にも発見されず、長い時間が経過しているケースも少なくない。

こうした遺体の中にも、認知症患者が相当数含まれているのではないかと推測される。

警察庁生活安全局が発表している「平成27年中における行方不明者の状況」によれば、同年中に届出を受理した行方不明者は8万2035人。そのうち、70歳以上の高齢者は、全体の20・3％にものぼるという。近年、年間の行方不明者数はおよそ8万人台前半で横ばいなのに対し、高齢の行方不明者は2013年以降、年々増加している。

さらに、その原因、動機については、疾病関係が1万8395人（全体の22・4％）ともっとも多く、このうち認知症またはその疑いによるものは1万2208人（同14・9％）と、

こちらも集計を始めた2012年以降、増えていることがわかる。

もちろん、この数字はあくまで〝届出が受理された〟行方不明者の数であり、近年の独居者の増加を考えれば、届出のない行方不明者も一定数存在する。いずれにしても、少なくとも毎年1万人以上の認知症高齢者が行方不明となっている現実があるわけだ。

認知症を患っている老人が、家族が目を離した隙にふらりと外に出てしまった。近所であれば、知り合いが保護してくれるかもしれないが、例えば先の女性のように山中に入り込んでしまったとしたら……山道を外れて彷徨い、力尽きてしまえば、白骨化、ミイラ化した遺体として発見される可能性も否定できない。

どこで亡くなったにせよ、遺体は死後1週間もすれば、腐敗がかなり進んでしまう。これが気温の高い時期の屋外であれば、虫や動物による損壊もより激しくなるため、1カ月もせずに白骨化してしまう。

腐敗の進んだ遺体や、白骨化、ミイラ化した遺体については、警察もまず事件性を疑うため、私たちのもとに運ばれてくることが多くなる。だが、骨や皮だけとなった遺体では、解剖しても死因まで診断することは難しい。

それでも、そうした遺体には案外多くのヒントが隠されている。例えば、骨の形状から性別や年齢の推定が、長管骨《ちょうかんこつ》（上下肢《じょうかし》の骨）の長さから身長の推定が可能だ。

最近では骨や爪からDNAを採取して、身元不明遺体の個人を特定することも多くなっている。

本来、DNAの採取には血液中の白血球が望ましい。核を持たない赤血球や、液体成分である血漿《けっしょう》はDNAの分析に適さないからだ。ただ、死後時間が経過してしまって、血液が残されていない遺体などでは、その人が使っていた歯ブラシやメガネ、靴の中敷《なかじき》などがDNA鑑定に利用され、それらに付着している皮膚の細胞や汗の中に含まれるDNAから、個人の識別を行うことも可能となっている。

15、16年前までならば、DNA鑑定は大掛かりな機材を持つ大学施設でしかできなかったが、現在では警察の科学捜査研究所（科捜研《かそうけん》）でも比較的簡単に行えるようになった。そのため、私たちが解剖を進めている間、警察が身辺調査を、科捜研がDNA鑑定を進めるようになっている。

ミイラ化した遺体を食べる虫

死後時間が相当経過してしまった遺体を解剖すると、具体的に何がわかるのか。

今の職場の前に私が勤務していた大学の法医学教室に、ミイラ化した遺体が運ばれてきたことがある。乾燥して皮膚が真っ黒になったその姿からは、この人がどんな見た目をしていたのか、想像するのも困難な状態だった。骨格や背丈などから、性別は男性で間違いないだろうと推定され、死後、3カ月は経っていると感じられた。

彼は、誰も住んでいないはずのアパートの部屋の中で発見されたという。私が遺体にメスを入れると、腹の中に詰まっていたカツオブシムシが溢れ出てきた。変わった名前だが、『原色日本甲虫図鑑（Ⅰ）』によれば、カツオブシムシ科はその名のように鰹節を食害することに由来するそうだ。さまざまな種類がいるカツオブシムシは乾燥した動物性のタンパク質や、絹や毛織物などの繊維質、革製品などをエサとする。死体が乾燥すると、この昆虫の好物へと成り変わってしまうのだ。

ミイラ化した遺体においては、開腹した際、臓器がなくなってしまっているかわりに、胸部や腹部にカツオブシムシが大量に詰まっていることがある。彼の臓器もまた、このカツオブシムシによってすでに食べ尽くされてしまっていた。

腐敗が進みすぎていたり、白骨化・ミイラ化したりしている遺体は、死因の特定が非常に難しい。その多くが、死因の特定に役立つ〝サイン〟を残す臓器を失ってしまっているからだ。

この時も、診断は困難を極めた。解剖の最中、横で頭皮を剥いでいた医師が呟いた。

「出血の痕がある……」

髪の毛の抜け落ちた頭皮下に、赤茶色いシミのような痕が発見されたのだ。通常、頭皮下は真っ白なのだが、この男性はすでにミイラ化しているため、そこも黒っぽく変色している。その一部に、赤茶色の乾いた血がこびりついていたのだ。

まず遺体の男性が生前、どこかに頭をぶつけたのではないかと疑った。しかし、頭蓋骨に骨折は見られず、外傷性の出血かどうか、どうもはっきりしない。脳出血の可能性も疑ったが、ドロドロの状態になっていた脳内に血のかたまり（血種）は残っていなかった。

最終的に私たちが下した診断は、「死因不詳」。その出血痕が外傷によるものとは考えられたものの、死因にはなり得ないだろうと判断した。

ただ、死因が特定できなかったとしても、解剖により遺体に残る〝サイン〟を見つけておくことは重要だ。事実、この男性のケースでも、死体検案書に記しておいた頭部の出血痕が、のちに警察が事件を解明する際に大きなヒントとなったのだ。

暴行を受けていた遺体

解剖後しばらくしてから、このミイラ化して亡くなっていた男性に関して、警察から報告を受けた。

被害男性の周辺者を捜査していたところ、遺体発見の数カ月前に、ある工事現場で男性とともに働いていたという人物にたどり着いたという。その人物の話によれば、仕事が始まってから2週間、男性が毎日のように大きなあざを作ってくることが現場で噂になっていたそうだ。仕事中に怪我をしたわけではない。しかし、そのあざは顔にまで及ぶようになり、次第に見過ごせるレベルではなくなっていった。

そんな矢先、男性は無断欠勤をしたまま、現場に現れなくなったという。

実は、この「あざ」こそが彼を死に至らしめた原因だった。

あざを軽く見てはいけない。あざは医療用語で「皮下出血《ひかしゅっけつ》」と言い、体表面積の20〜30%の範囲にわたって起きた場合、のちに「急性腎不全」になる可能性があることが、研究によって明らかになっている。少し専門的な話になるが、外部から筋肉がダメージを受けると、筋肉から血液中に腎毒性《じんどく》を持つ、「ミオグロビン（筋肉中にある色素タンパク質）」が流れ出てしまい、腎不全を引き起こす。つまり、殴られたり、叩きつけられたりといった行為によって、筋肉が広範囲にわたって損傷を受けると筋肉からミオグロビンが血液中に流れ出し、数週間のうちに急性腎不全を起こし、そのまま死に至る可能性があるのだ。

しかもこの男性は2週間にわたって、毎日のように暴行を受けていたと思われる。職場に出勤できなくなってから数日もせずに、亡くなっていたのではないだろうか。

この時、ミイラ化とともにすでに失われたあざのかわりに、暴行の裏付けとなったのが、解剖の際に見つかった頭皮下の出血の痕だった。

その後、被疑者となったのは知人の男だった。男性はこの男に借金があり、返済の滞りを理由にひどい暴行を受けていたという。

ある日、男は男性の腕や腹だけでなく、頭までビール瓶で何度も何度も殴った。そして、それが2週間ほど続いたと思われる頃、彼はぐったりとしたまま、亡くなってしまったのだ。激しい暴行を受けた男性はおそらく死の直前、急性腎不全に陥り、猛烈なだるさとともに排尿も止まってしまっていたはずだ。

逮捕された男は、傷害致死罪によって懲役刑となった。

この事件では、私たちは解剖で死因を特定することはできなかった。しかし、その中で得られた情報が、調査の裏付けとなることも少なくはない。

いかなる状態の遺体を解剖するにあたっても、私たちは最善の努力をする。ただ、時間が進めば進むほど、完全な解明は難しくなるのも事実なのだ。

老人ホーム内での死

老化や病によって自力または在宅介護のみで生活を送ることが困難になり、いわゆる「老人ホーム」をはじめとした介護施設を利用する高齢者は年々増加している。

現在、日本における介護保険施設は、「介護老人福祉施設」が7551施設、「介護老人保健施設」が4189施設、「介護療養型医療施設」が1423施設を数える（厚生労働省「平成27年介護サービス施設・事業所調査の概況」より）。

老人ホームのように多くの高齢入所者を抱える施設において、死は身近なものだ。当然、病気による死が圧倒的に多いわけだが、時折施設内で起きた思わぬ事故や事件で入所者が亡くなり、私たち法医学教室のもとに運ばれてくることがある。

食事介護中に、食べ物を喉に詰まらせて亡くなってしまった方。

入浴介護中に、湯船で溺死してしまった方。

電動介護ベッドのリクライニング機能を使って起き上がる際、横に設置されていた柵とマットの間に首が挟まってしまい、窒息死してしまった方。

こういった事故では、時として警察が施設の管理責任を調べる必要が出てくる。防げない偶発的な事故だったのか、それとも介護者の不注意あるいは故意によるものだったのか。解剖により死因を特定することで、事件性の有無を確認するわけだ。

施設で亡くなった方が解剖されるか否かは、遺族の意向も考慮して、警察がそのつど判断しているように思う。施設側の対応や情報開示が不十分で遺族側が強い不信感を持っていると、警察もより慎重に調べようとする印象だ。

ある老人ホーム施設内で起きた事故があった。入居していたのは80代の女性。介護する職員が風呂に入れようと抱き上げて移動していたところ、誤って女性を床に落としてしまったというのだ。

死因は、「頸椎《けいつい》骨折による急性呼吸不全」。首の骨を折ってしまい、呼吸できなくなって亡くなってしまった。頸椎の中には、脳から太い神経である脊髄《せきずい》（頸髄《けいずい》）が伸びている。頸椎を骨折すると、この頸髄の働きに支障をきたす。骨折の箇所によっては、横隔膜を動かすことができなくなって呼吸不全を起こしてしまう。

ただ、この時の事故が職員の不注意によるものであったか、あくまで偶発的なものであったかについては、私たちが判断すべき範疇《はんちゅう》にはない。私たちが示した客観的な事実を踏まえたうえで、警察が捜査することになる。

〝世界一の高齢社会〟――そう呼ばれて久しいわが国は、事実、２０１６年時点での世界の主要国における高齢化率（総人口に占める65歳以上の割合）で、世界1位となっている。健康で長生きできることは、素晴らしいことだ。だが、長く生きることで同時に、新たな不幸が生まれることもある。

私は、ただただ、高齢者の方には穏やかに最期の時を迎えてもらいたいと思っている。

【第3章の参考文献およびサイト】

●総務省　報道資料　統計トピックスNo.97「統計からみた我が国の高齢者(65歳以上)」
http://www.stat.go.jp/data/topics/pdf/topics97.pdf

●厚生労働省「今後の高齢者人口の見通しについて」
http://www.mhlw.go.jp/seisakunitsuite/bunya/hukushi_kaigo/kaigo_koureisha/chiiki-houkatsu/dl/link1-1.pdf

●厚生労働省「平成27年簡易生命表の概況」／1　主な年齢の平均余命
http://www.mhlw.go.jp/toukei/saikin/hw/life/life15/dl/life15-02.pdf

●厚生労働省「平成25年 国民生活基礎調査の概況」／Ⅳ　介護の状況
http://www.mhlw.go.jp/toukei/saikin/hw/k-tyosa/k-tyosa13/dl/05.pdf

●内閣府「平成26年版高齢社会白書」／平成25年度　高齢化の状況及び高齢社会対策の実施状況／第1章　高齢化の状況／1　高齢化の現状と将来像
http://www8.cao.go.jp/kourei/whitepaper/w-2014/zenbun/pdf/1s1s_1.pdf

●厚生労働省「平成26年版厚生労働白書 健康長寿社会の実現に向けて～健康・予防元年～(本文)」／第1部　健康長寿社会の実現に向けて～健康・予防元年～／第2章　健康をめぐる状況と意識(43～131ページ)
http://www.mhlw.go.jp/wp/hakusyo/kousei/14/dl/1-02-1.pdf

●厚生労働省「認知症施策推進総合戦略(新オレンジプラン)～認知症高齢者等にやさしい地域づくりに向けて～」
http://www.mhlw.go.jp/file/06-Seisakujouhou-12300000-Roukenkyoku/nop1-2_3.pdf

●朝日新聞デジタル「『一生懸命介護すれば理解される』ＪＲ認知症訴訟の遺族」(２０１６年６月12日配信)

●大塚洋輔、西尾元ほか「日法医誌」第70巻　p．85(２０１６年)／「法医解剖における認知症既往者の観察研究」

●警察庁生活安全局「平成27年中における行方不明者の状況」
https://www.npa.go.jp/safetylife/seianki/fumei/H27yukuehumeisha.pdf

●『原色日本甲虫図鑑（Ⅰ）』編著者　森本桂、林長閑／保育社／1986年
●厚生労働省「平成27年介護サービス施設・事業所調査の概況」／施設・事業所の状況
http://www.mhlw.go.jp/toukei/saikin/hw/kaigo/service15/dl/kekka-gaiyou.pdf

第4章 死後の格差

人は死ぬとどうなるか

仮にあなたが今、死を迎えたとしよう。

死後、その体がどんなふうに変化していくのか、想像したことはあるだろうか。

人が〝死ぬ〟ということはすなわち、〝心臓が止まる〟ということである。そうなれば、全身をめぐる血液の流れも当然止まってしまう。循環しなくなった血液は、重力にしたがって血管内を移動し、体の低いところに集まっていく。

例えばあなたが仰向けのまま亡くなったとすれば、背中側に血液が溜まっていくことになる。皮膚の下に大きな見えないあざができたような、そんなイメージだろうか。死後1時間もすれば、この集まってきた血液の色が皮膚の外側からはっきりと見えるようになってくる。これが、いわゆる「死斑《しはん》」だ。

死後4、5時間もすると、血液が血管の外に漏れ出してくるため、血液の赤い色が死斑の出現した脂肪などの皮膚の下の組織に沈着し、そこに色素が徐々に固定されていく。8～12時間もすれば、沈着した赤い色はその場に完全に沈着して、それ以降、固定された色が移動することはなくなる。

私たちは解剖の際、死斑の色がその場に固定しているかどうかを、〝指〟で確認している。

死斑は、現れ始めた頃に指で押すと、その部分の色が消えていく。まだ血管中の血液が移動できる状態にあるため、指で圧迫された部分の血液は血管内を移動できるからだ。ところが、血液の色が血管外の組織に沈着してしまうと、今度はそこを押しても色は消えない。長年やっていると、死斑を指で押して色がどれくらいなくなるかを見るだけでも、ある程度の死後の経過時間はわかるようになってくる。

例えば、遺体の胴体部分には、背中側にも腹側にも死斑があったとしよう。死斑が重力に逆らって体の上のほうに現れることはあり得ない。そこからわかる事実は、遺体は血管外組織への色の沈着が始まって、まだ血液の移動が可能だった数時間の間に、表裏をひっくり返されているはずなのだ。

これが仮に殺人事件であった場合には、遺体を途中でひっくり返したということになる。おそらく、それは犯人しか知り得ない情報、俗に言う「秘密の暴露」に当たる。殺してから5〜7時間後に一度遺体の体勢を変えたという自白が得られれば、事件の有力な証拠になり得るかもしれない。

このような体の両面に死斑が出ることを、私たちは「両側性の死斑」と呼んでいる。

例えば倒れて亡くなった時はうつぶせであったものの、死後5〜7時間くらいの間に何かの原因で遺体が仰向けになったなど、死亡時と発見時の状況に変化があったことを示す材料になっている。時には、自宅でうつぶせになって亡くなっているところを家族が発見し、体を起こして仰向けにしたタイミングがちょうどその時間帯だったために死斑が体の腹側と背中側に出現する、などということもある。両側性の死斑が見られたことで、死亡時間の推定がかなり正確にできるケースも出てくる。

また、死斑の色によって死因がわかることもある。「青酸中毒」や「一酸化炭素中毒」では、血液の色がより鮮やかな赤色（「鮮紅色《せんこうしょく》」と呼ぶ）になる特徴があるため、死斑の色もそれだけ赤っぽくなる。一方で、10年ほど前は自殺遺体で頻繁に確認された「硫化《りゅうか》水素中毒」では、死斑の色は緑色に近くなる。死斑の色は、すなわち血液の色であって、赤血球中のヘモグロビンがどの化学物質と結合したかによって色が変わるのだ。ヘモグロビンが一酸化炭素やシアンと結合すると、鮮やかな赤色を放ち、硫化物と結合すると緑色に近い色を放つ。

このように死因の特定に非常に役に立つ死斑だが、その確認で何度か困った経験がある。全身に刺青《いれずみ》を入れた人と、黒人留学生の遺体を解剖した時のことだ。

刺青、特に和彫《わぼ》りについては、死斑が絵の色味に紛れて、どこにあるのか、どんな色をしているのか判断が難しくなる。また、黒人留学生については、褐色《かっしょく》の肌に隠れてそもそも死斑が出ているのかどうか、一見しただけではまったくわからなかった。こんなことは、今まで私が読んだどの法医学の教科書にも書かれていない。現場で遺体と向き合うことがいかに重要か、おわかりいただける話かと思う。

本章では、こうした「死後」にまつわる出来事を中心にお伝えしたいと思う。そこにもまた「格差」が存在するのだが、それは追って説明していきたい。

死亡時刻を推定する

死後に肉体に起きる変化の代表としてもう一つ、「死後硬直《しごこうちょく》」がある。

人は死んだ後、筋肉に起きる化学的な変化によって、関節を動かすことが困難になる性質を持っている。もちろん、関節を動かすのは本人ではなく、私たち法医解剖医である。亡くなっているにもかかわらず、硬直は通常、顎《あご》、首、肩、肘、手首、手指、股、膝、足首、足指と、体の上のほうから下のほうの関節にかけて徐々に進み、半日もすればすべての関節がガチガチになってしまう。私が80キロはある体重をかけて手で遺体の肘の関節を伸ばそうとしても、びくともしない。

法医学の現場では、それぞれの関節の硬直具合について記録するようになっており、どのパーツがどこまで硬くなっているかによって、大まかな死亡時刻の推定ができる。肘の関節までは強く硬直しているが、手指の関節の硬直はまだ弱く、少しならば曲がる。その段階ならば、死後6時間くらいだろうか、死後半日は経っていないだろう……そんな予測が成り立つわけだ。

硬直が進み切ると、それが1日程度続いたのち、あとは徐々に緩んでいく（「緩解《かんかい》」と言う）。死後3、4日もすれば、今度はダラーンとした、まったく力の入ってない状態に戻る。

ただし、こうした変化はあくまで筋肉の化学反応であるため、筋肉量の多い人はそれだけ硬直が強く出るし、高齢者で筋肉量が少ない人であれば、それだけ弱くなる。また、気温の高い夏場に亡くなれば、化学反応が早く進むため硬直が早く出現するし、冬ならその逆だ。運動中に急死したならば、筋肉が活動中だったわけで、やはり早くそして強く硬直反応が出る。

つまり、死後硬直は個体差や環境にも大きく左右される。硬直具合をもとにした死亡推定時刻はあくまで〝大まかなもの〟なのだ。

一方で、死後の体温の変化は、死斑や硬直と比べて、その出現の仕方を左右する要因が少なく、死後の比較的早い段階で測定できれば、死亡時刻を推定するのにもっとも有効だ。

第2章ですでに書いたが、死後、体の熱産生がストップするために、体温は外気温度と等しくなるまで低下していく。例えば、外の気温が22℃で、遺体の直腸温度が23℃ならば、もうほとんど下りきっている状態だ。

もちろん、低下する速度は、遺体の置かれた環境や体格などによって差が出るが、標準的な条件であれば、おおよそ1時間あたり1℃弱低下すると考えてよい。季節ごとの気温の変化などは十分考慮するが、体温が下がりきる前であれば、ある程度の死後経過時間の推定が可能となる。

「死斑」「硬直」「体温低下」は、法医学において「早期死体現象」と呼ばれており、死後の比較的時間が経過していない間に肉体に現れる現象として、捜査の重要な手掛かりにもなっている。

ある人が、アパートの一室でひっそりと亡くなっていた。背中に死斑が出現しており、背中の死斑を指で押してもほとんど移動しない。外気温が15℃なのに対し、直腸温度は25℃。硬直は指先の関節まで全身に強く出現している。これらの早期死体現象を考慮すれば、おそらく仰向けで亡くなってからおよそ半日くらいと推測できる。

一方、第2、3章で書いた「腐敗」「ミイラ化」「白骨化」といった〝見た目でわかる〟現象については、「後期死体現象」と呼んでいる。これらについては気温や湿度、風通しなどさまざまな要素を鑑《かんが》みる必要があるため、長年の経験をもとに、遺体の傷み具合を見て判断するしかない。その意味では、亡くなった遺体が早く発見されるに越したことはない。早期死体現象が確認できるうちであれば、死因も死亡日時も特定しやすくなるからだ。

こうした死後の肉体の変化と向き合い、死因究明に努めるのが私たち法医学者の〝日常業務〟なのだ。

日本の「法医解剖」の実情

法医学教室で解剖されるのは、ひと言で言うと、「異状死体」と呼ばれる遺体だ。医師によって亡くなった直後に「病死」と診断された遺体以外の、外因による死亡やその人が亡くなった原因や状況が不明確な遺体、つまり、その死に方が異常な遺体をそう呼んでいる。たとえ病院で亡くなっても、異状死だと判断されれば、場合によっては、医師は異状死の届出をしなければならないことになっている。通報を受けた警察がまずは死体に関する捜査、いわゆる検視を行い、解剖の要否を決めるのだ。

日本では、例えば2013年には、年間にして16万9047体の異状死体（交通事故関係、東日本大震災に被災して発見された死者を除く）が発見され、警察に届出がされている。そのうち、犯罪による死亡であることが明らかな「犯罪死体」が514体、犯罪による死亡の〝疑い〟がある「変死体」は2万339体だった（警察庁のまとめより）。犯罪性がある、もしくは疑われているものについては、警察による検視で解剖による調査が必要と判断された場合、大学の法医学教室に「司法解剖」の依頼が届くことになる。

法医学というと、一般的にはこの司法解剖ばかりを扱っていると思われているようだが、実際のところ、私たちが扱う解剖の中で、発見時に明らかに犯罪性の疑われる遺体はそれほど多くはない。事実、２０１３年に警察に届出のあった死体のうち、〝犯罪性の疑われない〟死因・身元が不明の死体が14万８１９４体と、そのほとんどを占めていたことが報告されている。

こうした遺体については、解剖が必要と判断された場合、「調査法解剖」や「承諾解剖」として、各地域の大学の法医学教室に依頼が届くことになっている。一部地域（東京都23区、および大阪市、神戸市）では、「監察」と呼ばれる組織で「監察医解剖」としても行われている。

「監察医」という言葉がテレビドラマなどで使われているためか、大学の法医学教室と混同されていることが多いのだが、監察組織では犯罪性の疑われる遺体の解剖は原則として行わない。伝染病や中毒、または災害によって死亡した疑いのある死体や、犯罪性のない異状死体についての解剖を行い、その死因を明らかにすることで、〝公衆衛生〟の向上を図ることを目的に設立された組織だ。

実は、大学では、法医学教室以外でも解剖が行われている。ここで、大学で行う解剖の種類について説明しておきたい。大学では、以下の3種類の解剖が行われている。

①系統解剖　学生の解剖学の学習のための解剖。解剖学教室が担当
②病理解剖　病院で亡くなった方の診断の確認、治療の効果を調べる解剖。病理学教室が担当
③法医解剖　犯罪捜査と死因究明を目的とする解剖。法医学教室が担当

このうち、私たちが行っているのが③の法医解剖である。

毎年16万人以上届出のある遺体に対して、警察は必要に応じて、「司法解剖」「調査法解剖」「承諾解剖」「監察医解剖」のいずれかの法医解剖を実施し、死因の究明に努めることになるのだが、その解剖率は決して十分とは言えない。

警察庁によれば、2015年に警察が取り扱った遺体は16万2881体。このうち、司法解剖された遺体は8424体、調査法解剖では2395体、承諾解剖や監察医解剖では9302体、合わせて2万121体が解剖されたという。その解剖率は12・4%。前年の11・7%に比べて微増に留まっており、ほかの先進国に比べてかなり低い数字だ。

私たちの大学の管轄区域ではなかったのだが、過去に関西のある地域で保険金絡みの殺人事件が見落とされてしまうというケースがあった。

この事件では発見当時、被害者の遺体は解剖されず、のちの捜査によって殺人事件であったことが発覚している。こうした〝犯罪の見落とし〟は、警察庁が把握しているだけで、１９９８年以降45例あるという。そのうち41例については解剖がされておらず、検視や科捜研による調査のみで、死因や犯罪性が誤判定されていたわけだ（ちなみに、このうち保険金照会が行われていれば犯罪死であることを見抜けた可能性があるものは12件あった）。警察庁が把握していない件数は果たしてどれほどあるのか――解剖率がわずか12％だということを考えれば、〝隠れた事件〟がありはしないかと背筋が寒くなる。

近年、日本のどこの法医学教室でも、法医解剖の件数自体は増えている。その理由はこれまでにも書いた通り、独居者の増加などにより、死亡時の状況がわからない異状死体が増えたことが大きく関係しているように思われる。事実、私たちの法医学教室でも、年間の解剖数は10年前までのおよそ2倍で、２０１５年で見ると３２０体、つまりほぼ毎日のように解剖を行っている状況だ。

解剖率をめぐる「格差」

しかし、解剖要請がいくら増えたとしても、法医学で解剖を行う認定医の数が増えていない。全国にある法医学教室はおよそ80教室、そこで働く法医学認定医はせいぜい150人程度だと言われている。この数は、国の特別天然記念物で、絶滅危惧種にも指定されている「イリオモテヤマネコ」の推定生息数とあまりかわらない。日本の循環器や消化器の専門医数と比較すれば、実に100分の1程度しか、従事する者がいないと聞く。

そうした状況のため、都道府県に解剖を行う大学が1つだけ、その大学に解剖医が1人だけ、というところも少なくない。結果、日本の解剖率はなかなか上がらないことになる。

実際、解剖数は増えているとはいえ、都道府県によってその解剖率に大きな「格差」があることも事実だ。

2015年度の解剖率は、もっとも解剖率が高い神奈川県が39・2％なのに対し、最下位の広島県では1・5％しか解剖されていなかった（警察庁調べ）。私の大学のある兵庫県は33・4％で、神奈川県に次ぐ解剖率だったのだが、それも、法医解剖を行う兵庫県の2つの大学に加えて、神戸市の監察組織で毎日多くの解剖を行っていることが大きな要因になっている。

つまり、いくら解剖率の低さを問題視したところで、現実問題として、解剖を行う大学の数、解剖医の数を増やしていかなければ、労働力的な限界があることは明らかだ。

実は、医学部に籍を置く学生の中に法医学に興味を示す者は案外多い。

私たちの大学をはじめ、多くの医学部では学生を一時期、臨床系以外の基礎系教室に配属する機会を設けている。学生たちに配属先の希望を取ると、たいてい法医学への配属希望者が多くなる。

私の勤務する大学では成績順に配属先を決めているので、法医学教室に来る学生は概して成績が良い。しかし、彼らのほとんどすべてが卒業後、法医の道に進むことはない。学生たちはほかの基礎系教室よりも学ぶべき内容がとっつきやすく思え、同時に一度は法医解剖なるものを見ておきたいという気持ちから法医学教室に来るものの、結局は臨床の医師になることを選ぶ。個人の意志に文句をつけるつもりはまったくないのだが、法医学が持つ社会的な意義を学生たちに伝えきれていない現状にも問題があるような気がしてならない。

法医解剖は、今後どう世の中が変わろうが、不要なものとなることはおそらくないだろう。犯罪に巻き込まれ、または原因不明の異状死をした人の死因や傷の状態などについて、医学的な知識を持った専門家が診断しなければ、私たちが暮らすこの社会はうまく回らなくなる。法医学に興味を持つ若い医師の養成が急がれている。

警察の判断に委ねられる死

その日は、警察から30代女性の解剖要請があった。今回は承諾解剖と伝えられたので、こちらも少々、気が楽だ。司法解剖とは違って犯罪性は疑われない遺体であり、死因を突き止めることに重きを置けばよい。しかも、承諾解剖ということは遺族の承諾を得られているので、身元をはじめ、身辺状況に関する情報もすでにある程度把握できていることになる。

この女性が亡くなったのは、結婚式を挙げてからわずか2週間、新婚旅行から帰って間もなくのことだった。自宅に戻った翌日に急死したという。

夫の話では、前夜に変わった様子はなく、翌朝起きた時には、女性はすでに自宅の廊下で倒れて亡くなっていたという。

女性には、持病の高血圧があったと聞いた。だが、そもそもなぜ、女性は寝室ではなく、廊下で倒れて亡くなっていたのか……その死因がわからない。高血圧の持病があったという話から、なんらかの病気で亡くなったのだろうと考えた警察は、夫の承諾を取って解剖の要請をしてきたのだ。

解剖室に足を踏み入れた瞬間、解剖台に横たわる女性を見て違和感を覚えた。言葉では説明しづらいのだが、何か不自然なのだ。

後頭部に小さな打撲の痕があるものの、ほかに目立った外傷は見られない。唯一気になったのは、うなじの真ん中あたりに2つの小さな引っ掻き傷があることだった。

もう一度、女性の顔を見る。

「そうか……」

私は、最初の違和感の正体に気づいた。彼女の顔面が、不自然に赤っぽいのだ。頭部と顔面に血液が溜まっているのか、明らかにうっ血していた。結膜（まぶたの裏側）を確認したところ、そこにも点々と赤い点が現れている。これは溢血点《いっけつ》と呼ばれるもので、首を吊るなどして急死した際、皮膚や粘膜などに見られる点状の出血を指す。

そのまま、首から胸、腹の皮膚を切開し、皮下組織の状態を確認していると、首の左右の筋肉の前に、小豆《あずき》大の出血がいくつか確認できた。

この時点で、私は解剖をやめた。承諾解剖では、このまま続けることができないと判断したからだ。司法解剖の手続きを取るよう、立会いの警察官に伝えた。

私たちが司法解剖を行う際、「鑑定処分許可状」、俗に言う「令状」が裁判所から発行されることになっている。刑事ドラマなどで、家宅捜索の際に警察が出す令状と同じものだ。犯罪性があると判断された場合、その事件において遺体は一種の〝証拠物件〟となるため、その証拠を解剖するために許可状が必要となる。同時に、警察が発行する「鑑定嘱託書」を受け取っている。そこには、死因や死後経過時間のほか、例えば推定年齢や毒物を飲んでいたかどうかなど、警察が私たちに調査を求める内容が記されている。

つまり、私は首の筋肉の前にいくつかの小豆大の出血を確認した時点で、「これは殺人事件だ」「少なくともそれを疑わなければならない事案だ」と判断した。そうであるならば、裁判所の許可なしに、これ以上殺人の証拠である遺体に傷をつけることは適当でないと考えたわけだ。

妻に手をかけた夫

結論を先に言えば、この女性は首（頸部《けいぶ》）を両手で絞められ、窒息死していた。

頸部圧迫は、日本では人を殺害する方法としてもっともポピュラーなものだ。そのため、法医学では、頸部圧迫によって窒息死した遺体に見られる特徴について詳しく勉強するのだが、この女性の肉体には、その特徴がいくつも残されていた。

顔面のうっ血、結膜の多数の溢血点、頸部の皮下組織の出血――。顔がただ赤っぽく、結膜に溢血点が現れただけでは、同じように急死する疾患、病気がほかにもたくさんあるため、それだけで頸部圧迫による窒息死かどうかを判断することは難しい。しかし、この女性の場合、首を圧迫された痕跡といえる頸部の皮下組織、さらには舌根部《ぜっこんぶ》にも出血が確認できたため、もはやそれ以外考えられなかった。

通常、自ら首を絞めて死のうと思っても、途中で意識がなくなって首の圧迫を続けることができないため、事実上不可能だ。そのうえ、彼女のうなじには掻き傷があり、これは加害者が手の指で首を絞めている際に、指や爪で傷をつけたものと推測された。この症例は殺人事件、少なくとも殺人を疑わなければならない事案であることに、間違いなかったのだ。

では、いったい誰が結婚間もない女性を死に追いやったのだろう。信じられないことに、捜査の結果、加害者は解剖に承諾した夫本人だと判明した。夜、些細《ささい》なことから口論となり、ついカッとなって妻の首を絞めたのだという。

警察は、室内に外部から侵入した形跡もなく、文字通り新婚の時期に、まさか妻に夫が自ら手をかけるとは思いもしなかったのだろう。あくまで幸せな家庭に起きた不慮《ふりょ》の死——そう判断して、承諾解剖という形をとったわけだ。

しかし、もし犯人でもあった夫が解剖を承諾せず、そのまま火葬されてしまっていたならば……この女性の死は、不慮の死として永遠に闇に葬られていたかもしれない。殺されたのか、不慮の死だったのか、病死だったのか。それを調べるために、どの種類の解剖を行うのか。警察の判断によっては、異なる結果が生じる可能性もあるのだ。

もっとも多い殺害方法

私たちの法医学教室で２００３〜２０１２年に調査した、殺害方法としてもっとも多かったのは、「頸部の圧迫」だった。自殺で亡くなった方についても、その方法の約３分の１は「首吊り」で、日本では故意的な「死」に対し、まずは〝頸部を圧迫する〟と考える人が多いようだ。

法医学では、頸部を圧迫して死に至らしめる方法について、３つの明確な分類が設けられている。

①**縊頸《いけい》**　自らの体重を利用して、固定したロープなどで首を吊る方法
②**絞頸《こうけい》**　ロープなどひも状のもの（索状物《さくじょうぶつ》）を使用して首を絞めて殺害する方法
③**扼頸《やくけい》**　絞頸に対して、手指で首を圧迫して殺害する方法

縊頸は、自殺の手段としてよく用いられるもので、この方法で亡くなった場合、法医学で

は「首吊り」ではなく、「縊死《いし》」と呼ぶ。

対して絞頸・扼頸はほぼ他殺であり、これらの方法を用いて殺害することを、それぞれ「絞殺《こうさつ》」「扼殺《やくさつ》」と呼び、先述の女性殺害事件も、扼殺されたものだった。

そして、縊頸、絞頸、扼頸のいずれかによって亡くなった遺体は、頸部に圧迫の痕が残っていることが多い。ロープであれば、皮膚にロープの縄の縒《よ》り目が綺麗に残っていたり、手で首を絞めると指の形がそのまま赤く残されていたりすることもある。そうして一度ついた痕跡は、時間が経過してもそのままの状態で残る。死者を殺した〝凶器〟が何だったのか、明確に示してくれるのだ。

ここで私から読者の皆さんに質問をしてみたい。人はなぜ、首を圧迫されると死んでしまうのだろうか。

「息ができなくなって、窒息するから」

その答えは正しい。

ただ、首を圧迫されて死に至るメカニズムとしては、息ができなくなる、ということよりも頭、すなわち脳に血液が行かなくなることのほうが影響は大きい。

脳は酸素欠乏に弱い臓器で、数分も酸素が行かなければ、神経細胞は死んでしまう。脳へ酸素を運んでいるのは、心臓から脳へ向かう血管（動脈）だ。首の左右を指でさわってみると、ドクドクと拍動《はくどう》しているのがわかる。首の左右に1本ずつ太い動脈が通っているのだが、首を圧迫されると、この2本の動脈の流れが不完全ではあっても、止まってしまう。このため、脳に酸素が運ばれなくなり、死に至る。

ついでに言っておくと、首を圧迫された遺体では、顔面は赤っぽくなる。首を圧迫した時、血液の流れで止まりやすいのは、動脈ではなく静脈だ。動脈の壁は厚くできているが、一方の静脈の壁はペラペラで薄い。静脈は、圧迫されればすぐにへこんで、流れが止まる。首の左右にある2本の動脈の流れを完全に止めようとすると相当の力が必要になる。そのため、首を圧迫されても、動脈の流れは不完全ながら保たれる一方で、静脈の流れはほぼ完全に止まってしまうのだ。

心臓から脳には、わずかながらも血液は供給され続ける一方、脳から心臓へと戻ってくる静脈の流れはほぼ完全に止まる。そのため、脳、頭のほうに血液が溜まり、赤っぽくなるのだ。

首を圧迫されて窒息死した遺体では、「口」と「おしり」に特徴的な所見が現れやすいため、私たちはこの2点を必ず確認する。

まず口についてだが、首を圧迫すると、舌の根元が強く圧迫されるため、舌の先端が上下の歯の位置（歯列）より前に出てくることが多くなる。解剖の際、おそらく日本の法医学教室はどこでも舌先と歯列との位置関係について、記録するようになっているのではないだろうか。舌の先が歯列より前に出ている場合、遺体の発見状況によっては、頸部圧迫を疑わなければならない。首の圧迫以外にも、焼死や肺炎などにより病死をした時にもこの状態は起こり得る。

また、首を圧迫して窒息死した遺体には、時に失禁や脱糞が確認される。頸部圧迫で窒息死に至る経過中に筋肉の痙攣《けいれん》が起き、同時に交感神経が刺激されて血圧が上昇することも関係していると考えられる。多くの場合、警察が先に検視のために衣類を脱がすため、解剖時に遺体は裸の状態になっている。死体が発見された時、失禁や脱糞があったのかどうか、はっきりとわからないことも多いので、遺体発見現場に立ち会った警察官に事情を聞くことにしている。

薬毒物検査の「格差」

2014年に大々的に報じられた「青酸連続殺人事件」を覚えておられるだろうか。大阪、京都、兵庫、奈良4府県警が合同で捜査を進めていた青酸化合物による連続不審死事件で、京都府に住む女が逮捕された事件だ。

この女は、結婚相談所で知り合った独身の高齢男性らに次々と青酸化合物を服用させ、殺害した容疑で逮捕されている。伴侶との離別や死別などにより、寂しさを抱えた高齢者男性の孤独に付け入るような手口から、社会の耳目《じもく》を集めた。

この事件が最初に発覚したのは、２０１３年。自宅で亡くなった京都府に住む75歳の男性の司法解剖を行った結果、彼の胃や血液から致死量を超える猛毒の青酸化合物が検出されたのである。

その後、男性の妻である女の周辺で、大阪や兵庫など、過去に不審な死を遂げた高齢男性が複数人いることが判明する。報道によれば、その人数は少なくとも8人にものぼるという。しかも、そのうち2人は、兵庫県内で私が解剖を担当していた地域に住んでいた男性たちだった。

この報道がなされた時、背筋が凍りついた。私はこれまで、死体検案書の死因欄に「青酸中毒」と記入した覚えがない。もしかすると、不審死した男性を解剖したにもかかわらず、青酸中毒と見抜けず、誤診をしてしまったのではないかと思ったのだ。

翌日、大学に出勤して、慌てて過去の解剖記録をめくったが、事件の被害者を解剖した記録は出てこなかった。つまり、私の管轄地域で亡くなった2人の被害者は、そもそも警察が法医解剖に回していなかったのだ。

亡くなった時の状況から、おそらく警察は事件性がないものと判断したのだろう。「病死」として処理されたのかもしれない。遺体の体内に残っていたであろう青酸中毒の証拠は火葬されて消えてしまった。

「最初（1994年）に殺害された被害者の死亡時に、解剖して青酸中毒と診断できていれば、その後の被害者は出なかったかもしれない」

そんな思いが頭をよぎったが、果たして自分のところに運ばれてきていたら、青酸中毒と診断できただろうか……と、考え直した。

法医解剖では、薬毒物検査を行うことが多い。司法解剖では、警察から調べてほしいと嘱託されるリストの中に、たいてい「薬毒物濃度」という項目がある。

薬毒物を服用して薬の副作用で死亡した場合、「有機リン中毒死」した遺体などでは目の瞳孔《どうこう》が小さくなる（「縮瞳《しゅくどう》」と言う）特徴が現れるが、一般的に薬毒物中毒に特徴的な解剖所見が見つかることは少ない。その人が薬毒物を服用して死亡したかどうかは、外表や臓器を見ただけでは診断ができない。血液や尿を分析して実際に薬毒物が検出されなければ、薬毒物中毒によって死亡したと判断することが難しいのだ。

これまでの中毒死事例における分析の結果から、多くの薬毒物の血液中の致死濃度の目安が知られている。解剖時に採取した血液を使って分析を行えば、どんな薬毒物がどんな濃度で含まれているかを調べることができるのだ。それを致死濃度と比較することによって、死因に関係したのかどうか判断することが可能になるわけだ。

だが、「青酸中毒」と診断を下すことは非常に難しい。通常、青酸を検出するための薬物検査は、青酸中毒を疑わなければ実施しない、極めて特殊な検査なのだ。昭和の中頃までは工業用に用いられる青酸化合物があちこちで手に入ったため、自殺の手段としてよく用いられたと聞く。だが、現在ではほとんど自殺に使われることはなく、私自身も過去に1例も青酸中毒で死亡した遺体を解剖した経験はない。なんらかの疑いを持って、〝わざわざ〟調べなければ青酸中毒と診断できないのが実情だ。

通常、私たちが薬毒物による死亡を疑う場合、遺体の血液や尿、胃の中に残された内容物を用いて検査を行っている。最近では、それらを質量分析器という、1台1000万円以上もする専門的な機器にかけて分析し、どんな成分がどのくらい含まれているのかを確認する。薬物の種類によっては、質量分析器ではなく、ガスクロマトグラフィー（気化しやすい化合物の種類や濃度を調べるために用いられる分析器）による分析も行われる。

質量分析器で調べられるのは覚せい剤や睡眠薬の成分など、日本で比較的よく検出される薬物だ。ただ、高価な機器のため、日本のすべての法医学教室に導入されているわけではない。

私たちの場合、この機器を導入したのは、数年前だ。私たちの教室では、司法解剖事例については、すべての症例について質量分析器を用いた薬物検査を実施しているが、それ以外の解剖については、費用や分析する人員の都合で、すべての事例で行っているわけではない。京都の例では、おそらく青酸中毒を疑う〝何か〟があったのだろう。例えば、普通、胃の中は胃酸によって酸性になっているはずなのだが、青酸化合物は水溶液中で強いアルカリ性を示す。そのため、嘔吐物などが強いアルカリ性を示す場合がある。また、凍死症例同様、血液中に含まれるヘモグロビンは、青酸化合物に含まれるシアンとも非常に強く結びつくため、青酸中毒の血液は鮮紅色になる。そうした〝可能性〟を、担当医は見逃さなかったのかもしれない。

仮に、青酸中毒の可能性に気がつけなかったとしても、解剖さえ行っていれば、解剖を担当した大学には解剖した時に採取した血液が保存されていることが多い。

〈青酸化合物による連続殺人事件で、殺人容疑で再逮捕された○○容疑者（68）と交際中に死亡した男性の胃の内容物から、青酸反応が出ていたことが捜査関係者への取材で分かった。口内や食道に青酸によるただれはなかった。男性はバイクを数分間運転した後に転倒したとされ、青酸を入れたカプセルが使われた可能性が高い。大阪府警は転倒数分前に青酸を飲まされたとの見方を強めている。

捜査関係者によると、交際していた無職の○○さん（当時71歳）＝大阪府貝塚市＝は2012年3月9日夕、大阪府泉佐野市内でバイクを運転中に転倒し、病院で死亡した。司法解剖した大学に保存されていた血液から致死量の2倍の青酸が検出された。胃の内容物も残されていた〉（2015年1月31日配信　毎日新聞。なお、記事では匿名部分は実名）

2012年に容疑者の女に殺害されたと疑われるこの男性は解剖に回され、「突発性の心停止による病死」と診断されていた。だが、京都の事件の結果を受けて保管されていた血液の再鑑定を行った結果、致死量の2倍にものぼる青酸が検出されている。血液さえ残っていれば、解剖後に相当時間が経過したしても、事件捜査が進む可能性が残されることになるわけだ。

しかし、私の管轄地域で亡くなった方をはじめ、解剖されていなかった遺体については、再鑑定を行う血液すら残されていなかったため、薬物検査を行って、青酸中毒による死亡だと確認することはできない。

結局、女が起訴されたのは4人の殺害容疑のみに留まっており、警察は残り4人の件については、〈病死とされていた死因について、当時の記録などを調べたが、薬物中毒を裏付ける証拠はなかった〉（2015年11月6日配信　YOMIURI ONLINE）として、4人に対する殺人容疑を不起訴処分にし、捜査を終了している。

2015年11月、京都や大阪などで発生したこの青酸化合物による連続殺人事件を受け、警察庁は2016年度より、警察が扱うほぼすべての遺体について毒物検査を実施する方針を明らかにした、と新聞各紙で報じられた。現在では、採取した血液に青酸などの毒物が含まれているかを調べる検査キットを、全国の警察に配備しているという。

〝初めて〟の症例は解明も難しいが、その後の参考例として共有され、時には解剖制度そのものに変化をもたらすこともあるということだ。

胃の内容物からわかること

法医解剖における、胃の内容物の検査についても触れておきたい。

もしあなたが「胃の調子が悪い」と思って病院に行くとすると、通常、医者が診療の対象とするのは胃の粘膜だ。潰瘍《かいよう》や癌ができているかどうか、内視鏡などを使って胃の粘膜の状態を調べることになる。

私たち法医解剖医も、胃の粘膜を見ないわけではない。痛み止めの薬を飲んだ後、胃粘膜に急性の出血を起こして死亡していた遺体の解剖を経験したこともある。この時は胃の粘膜上に、出血を起こした血管が確認できた。また、すべての人に確認できるわけではないが、凍死した遺体では胃の粘膜に特徴的な出血が現れることがある。それはまさに「ヒョウ柄状」と言える出血で、凍死以外の死因ではほとんど見たことがない。このように胃粘膜を観察すると、死因の診断に役立つケースがあるわけだ。

しかし、私たちがもっとも注目するのは、胃粘膜よりも胃に入っているもの、つまり内容物である。どのようなものが、どの程度の量入っているのか。食べ物であれば、どんなもので、どの程度消化されているのか。それらによって、最後の食事からどの程度経過して死亡したのかを推定することもできる。

胃の内容物の消化程度については、米粒がもっともわかりやすい。あくまで目安なのだが、米粒がどのくらい消化されているかを解剖記録に軽度、高度などと記録していく。

胃は十二指腸、膵臓と切り離さずに、まとめて体から取り出す。観察用の台の上に載せたのち、胃の一部をハサミで切って写真撮影する。その後、胃の中に入っているものをすべて、金属製のヒシャクですくい取り、ビーカーに移して内容物の量を記録する。内容物が700ミリリットルもあれば、相当多いほうだ。

薬を多量に服用して自殺した人であれば、胃の中に多数の錠剤が確認できる場合がある。服用する薬の種類にもよるが、一般的には、処方される薬の多くは相当多量に服用しなければ中毒量には達しない。胃の中に100錠以上、あるいは白い粉となった薬剤が人の拳《こぶし》ほどの大きさで塊になっていることもあった。胃の内容物を分析することで、どういった薬を服用したのか、その薬が死因になったのか、その薬はどこから手に入れたのか、などを調べることができる。

以前、解剖した胃の中から、空のＰＴＰ包装（錠剤を個別に包むアルミとプラスチックでできた包装）が出てきたことがある。認知症の高齢男性だったと記憶しているが、処方された薬を包装と一緒に飲み込んでしまっていたのだ。

誤飲したＰＴＰ包装がそのまま排泄されていれば単なる間違いで済んだのだが、この男性の死因は胸腔内の「膿瘍《のうよう》」。膿瘍とは膿《うみ》のことだ。どうやら、包装のとがった角が食道粘膜に刺さったと考えられ、その状態でご飯などを飲み込んだ際、その先端が食道粘膜に穴を開けてしまったようだった。

食道の内側（粘膜のある側）は口とつながっている。いわば体の外と通じているため、実は細菌だらけだ。一方、食道の外側は心臓や肺がある胸腔だ。胸腔は本来、無菌状態の空間なのだが、何かしらの理由で食道に穴が開いてしまえば、この空間に細菌がばらまかれることになる。

この男性の場合、重度の感染症を起こして亡くなっていた。解剖した時に見つけたＰＴＰ包装が食道粘膜に傷をつけ、胸腔に雑菌が広がった可能性があった。ただ、死因になるほど胸腔内に膿が溜まるには、数日程度は必要だと考えられる。もしかしたら、これ以前にも同様にＰＴＰ包装を飲み込み、食道粘膜にすでに傷ができていた可能性もあるため、断言はできない。

胃という臓器一つとっても、さまざまな〝サイン〟が隠されている。私たちの仕事はその一つひとつを確認し、死因を明らかにすることなのだ。

【第４章の参考文献およびサイト】

●警察庁刑事局「司法解剖の実施」（平成26年６月11日）
http://www.npa.go.jp/yosan/kaikei/yosankanshi_kourituka/26review/pdf/26-22sankousiryo.pdf

●朝日新聞デジタル「遺体の解剖率微増　都道府県警で大きな差」（２０１６年２月27日配信）

●警察庁「警察における死因究明等の推進」（平成24年11月16日）
http://www8.cao.go.jp/kyuumei/investigative/20121116/siryou2.pdf

●北野圭吾、西尾元ほか「兵医大医会誌」第39巻　p．77－81（２０１４年）／「阪神間における他殺解剖事例の検討」

●上吉川泰佑、西尾元ほか「兵医大医会誌」第40巻　p．65－68（２０１６年）／「兵庫医科大学法医学講座が扱った自殺症例の検討」

●日本経済新聞「警察庁、遺体すべて毒物検査　青酸連続殺人受け16年度から」（２０１５年11月13日配信）

●ＹＯＭＩＵＲＩ　ＯＮＬＩＮＥ「青酸連続変死事件、捜査を終結…４府県警」（２０１５年11月６日配信）

第5章　解剖台の前から

初めての症例

私も今でこそ、解剖台の前に立っても、ある程度、心に余裕を持って遺体と向き合えるようになった。だが、この仕事を始めた頃は覚えなければならないことが山積みで、日々、解剖と勉強に追われていた。教科書に記されていた知識を、身をもって〝当たり前〟と思えるようになるまでには、それなりに経験が必要だった。

本章では、「格差」から少し離れ、法医学の日常をお伝えしようと思う。かなり特殊な仕事に従事する私たちが日々、何を考えて働いているのか。それを知っていただくことが、ひいては本書で記そうとしている「死と格差」という問題意識にもつながると思うからだ。

すでに記したが、私たちの教室には、普通の病院のように突然、救急患者が運ばれてくるようなことはない。警察から連絡があった時点で、ある程度は次に運ばれてくる遺体の情報が得られている。そのため若い頃はよく、解剖室に入る前に、教科書や専門書をめくり直し、可能性のある死因の特徴を確認していた。

それでも、これまでその1例しか遭遇したことがないような、珍しい症例に出会うこともある。

まだ解剖を経験し始めて間もない頃の出来事だ。その日、運ばれてくることになっていたのは、産婦人科で出産後に急死した20代の女性だった。担当していた産科医は「病死」と記した死亡診断書を発行したが、遺族は出産に際して病院側に何か不手際があったのではないかと疑い、最終的に承諾解剖となったのだ。

この女性の主執刀医は当時の私の上司にあたる教授で、私は解剖補助として女性の解剖に立ち会うことになった。解剖前に、「出産直後」の「急死」というキーワードから、産婦人科の本を必死に読み返したものの、そもそも出産に絡んだ死亡症例が初めてだったこともあり、どういった死因が考えられるのか、何を調べなければならないのか、見落としてはいけないポイントは何かと、かなりビクビクしていた。

産科医が下した死因は「羊水塞栓症《ようすいそくせん》」。何かのきっかけで子宮内にある羊水が母体の血管内に流入してしまい、羊水に含まれる成分が肺などの臓器に詰まって重い症状をきたす。

「塞栓」とは、血管中の血液の流れを妨げる異物を指しており、羊水に含まれる赤ちゃんの産毛《うぶげ》や髪の毛、皮膚細胞、便などの胎児成分が母親の血管を詰まらせてしまう。分娩《ぶんべん》中、または分娩直後に稀に起こり、最悪の場合、呼吸停止や心停止といった深刻な症状を引き起こすこともある。

結局、この女性の死因は当初の診断通り、「羊水塞栓症」で間違いなかった。解剖後に、肺などの臓器を顕微鏡で検査すると、細い血管内に胎児の毛や皮膚細胞が詰まっているのが確認された。これによって、彼女は死亡してしまったのだ。かわいそうなことだが、母親はまさに命懸けで出産をしたことになる。

この解剖症例については、当時の私の上司にあたる教授も、過去に1例経験があるだけだったそうだ。法医学に運ばれてくる遺体はみな一様に「異状死体」であるとはいえ、その死因は実にさまざまなのだ。

大口病院で起きた点滴連続中毒死事件

今はもう、あの頃のようにビクビクしながら解剖室に入ることはさすがになくなった。何百、何千という遺体と向き合ううちに、たいていの症例は体験してきたつもりだからだ。ただそれでも、心のどこかで「思いもよらぬ遺体が運ばれてくるかもしれない」という緊張感だけは失わないようにしている。

2016年9月、神奈川県横浜市にある大口病院内で、高齢の入院患者2人が点滴に異物を混入されて殺害されたと見られる事件が発生した。

この事件で点滴に混入していたとされたのは、「ヂアミトール」という医療用消毒剤などに使用される界面《かいめん》活性剤、つまり石鹸成分だった。この成分が、患者を死に至らしめたと考えられている。

死亡したのが投与された毒物によるものかどうかは、過去に同類のケースがない場合、判断することが難しい。亡くなった人の血液を専用の分析装置にかけ、投与されたとされる薬物が血液中でどのくらいの濃度に達しているか、過去に報告されている致死量に達しているのかどうか、それが死因となったかどうかを診断する必要があるからだ。投与された薬物で死亡した例があったとしても、実際に検出された濃度がわかっていなければ、診断することが容易ではない。

大口病院のケースについても、「ヂアミトールによる中毒死」という本当の死因は見逃されていてもおかしくない状況にあったと思う。実際、2人はヂアミトール投与によって死亡したとされているが、彼らが死亡する前の同年7〜9月にかけて、同病院内で48人もの患者が亡くなっていたという報道もあった。

何人が「病死」で、何人が「ヂアミトールによる中毒死」だったのかはまったくわからない。ただ、どちらにせよ、すでに死亡診断書が受理されて火葬されていれば、亡くなった人の血液は残されていないであろう。血液中の薬物濃度を測定できないのだから、ヂアミトール投与と死亡との因果関係があったかどうか、証明することはかなり難しい。

人が亡くなった際、その遺族に対して発行されるのが「死亡診断書」だ。遺族がこの死亡診断書を役所に届け出ることで故人の戸籍が抹消され、同時に遺体を火葬・埋葬する許可証が発行される。死亡診断書については、医師、または歯科医師（ただし、歯科医師は「死体検案書」を発行することはできない）しか発行できない決まりとなっている。

実は今回の事件の場合、もう一つ考えておかなければならない点があった。

多くの死者が出た大口病院の4階は、終末期医療が行われている病棟でもあった。高齢者であれば、心筋梗塞や脳出血などを発症する可能性が高まるため、突然の死が続いたことに多少違和感を抱いたとしても、関係者はどこかで納得してしまう。しかも、病院という場所で、誰かが殺害を目的として毒物を混入する可能性を想定すること自体が困難だ。

２０１７年1月時点で、まだ犯人は捕まっていない。仮に、今後の警察の捜査によって犯人が捕まり、その自供によって先に亡くなった48人のうち何人かに毒物が投与されていたことが判明しても、亡くなった人の解剖が行われていないのであれば、薬物の投与がどの程度本人の死因に影響したのかを診断することは、かなり難しいだろう。

私は法医学者の立場から、事件の今後の展開を見守っている。

「不詳の死」と記す意味

解剖を終えた後、私たちが警察に死体検案書の発行を行っていることは、本書でたびたび触れてきた。死亡診断書と死体検案書の違いは、前者は病院や在宅医療などにおいて、医師が「病死」と明確に診断している場合などに発行されるのに対し、後者は「突然死」やなんらかの「外因死（交通事故を含む）」、つまり病気以外の原因で亡くなっている可能性が疑われた場合などに発行されるものだ。

両者とも、亡くなった人の戸籍の抹消と火葬・埋葬の許可を得るために必要となる書類だ。青酸連続殺人事件や点滴連続中毒死事件の例のように、「病死」として死亡診断書を発行したことで、すぐに遺体が火葬されてしまい、殺害の証拠がなくなってしまうことも起こり得る。

医の道に携わる者にとって重要な書類のため、私が指導に当たる医学生たちには、この書類の書き方について毎年念入りに教えている。

読者の皆さんの中に、死体検案書（死亡診断書も同じ様式を使う）をご覧になったことがある方はどれくらいいるだろうか。例えばこの書類には、氏名、性別、生年月日のほかに、例えば次のような項目がある。

◎死亡日時

◎死亡場所の種別　（病院、診察所、老人保健施設、助産所、老人ホーム、自宅、その他）
◎死亡の原因　（直接死因、その原因、解剖時の主要所見など）
◎死因の種類　（病死及び自然死、交通事故、転倒・転落、溺水、煙・火災及び火焰による傷害、窒息、中毒、その他、自殺、他殺、その他及び不詳の外因、不詳の死）
◎外因死の追加事項　（傷害が発生した日時、場所など）

なかでも、私が〝絶対に間違えてはいけない〟と考えているのが、「死亡の原因」と「死因の種類」だ。どれだけ真面目に解剖しようとも、どうしてもわからないことがある。その場合、私は確実ではない情報を記載して誤った判断を導くよりも、「不詳」と記載すべきだと考えている。

私たちが診断した結果によって、事故と判断されていたものが他殺事件に変わるかもしれない。それによって亡くなった本人やその遺族はもとより、新たな第三者にも大きな影響を与えることになる。だからこそ、「正しいこと」よりも「間違っていないこと」を意識して書くことは、非常に大切だと思うのだ。

死体検案書に込める思い

一方、死体検案書は、私たち法医学者の裁量で〝書き方〟に幅を持たせることができる。

40代の女性が、パートの夜勤を終えて自転車で帰宅していた際、信号無視をして交差点に猛スピードで侵入してきた車に衝突され、その場で死亡した。

交通事故の死亡者については、すべてが解剖対象となるわけではない。ひき逃げ事件や、被害者が複数の車両に轢かれた疑いがある場合、自損事故でも脳出血や心筋梗塞などの病気で死亡したのか、事故による外傷によって死亡したのかわからない場合などに、警察から依頼が届く。

この女性の場合は、加害者がそのまま車両を捨てて逃亡、つまりひき逃げ事件だったために解剖に回された。通常、ひき逃げ事件は「被疑者不詳の過失運転致死、道路交通法違反被疑事件」として、司法解剖で解剖を行うことになる。

交通事故による遺体は、外傷の数が多く、解剖にかなりの時間を要する。この女性にも全身の外表には多数の傷があり、肋骨には全部で20カ所近くの骨折があった。さらに、胸腔内では肺が大きく損傷しており、血液が500ミリリットル近く溜まっていた。

死因は「肋骨多発骨折による失血死」だった。

死体検案書の「死亡の原因」の欄には、4つの枠が用意されている。まずは「直接死因」だ。文字通り、死亡に至った直接の原因を書く。以下、その「直接死因」を引き起こした原因、さらにその原因を引き起こした原因といった具合に、順にさかのぼって書いていく。

この女性の場合、「直接死因」は「失血死」、その原因は「肋骨多発骨折」だ。「肋骨多発骨折」の原因は「胸部打撲」で、その原因は「車両との衝突」。私がそう記入したところ、当時の〝師匠〟に「車両との衝突」部分を次のように書き直された。

「暴走自動車との衝突」

私はハッとした。

交通事故といっても、その原因はさまざまだ。避けがたい一瞬の事故がある反面、運転手の不注意や怠慢による「他殺のような事故」も存在する。亡くなった女性は、交通ルールをきちんと守り、青になった信号を渡っていた。一晩中仕事をし、きっと疲れきっていたことだろう。「ようやく寝られる」とゆっくりと自転車を漕ぎ、家へ向かっていたのかもしれない。

ぶつかってきた車両は明らかな信号無視をしたうえ、スピードを緩めることなく交差点に進入してきた。運転手は彼女を轢いた後も救助すらせず、車両を捨てて立ち去った。

これがお互いに避けられなかった「事故」と言えるだろうか。

たとえ死体検案書の「死因の種類」が「交通事故」になろうとも、女性に非がなかった事実を残してあげたい。〃師匠〃は死体検案書に「暴走自動車との衝突」と記すことで、ささやかだが、遺族のやるせない気持ちを慮《おもんぱか》ろうとしたのだ。

同様に、死体検案書に私たちから警察へのメッセージを込めることもある。例えば、同じ「一酸化炭素中毒」による死亡でも、「死因の種類」を「自殺」とするか、「その他及び不詳の外因」とするかで、意味合いがまったく異なってくる。死因の種類が「その他及び不詳の外因」とは、外因死の中で、自殺か、他殺か、あるいは不慮の事故による死亡なのか、区別がつかない時に選ぶ。解剖においては断定しきれないものの、不審な点が残ることはしばしばある。

そういう時、もしも私たちが「死因の種類」を「病死」や「自殺」と記入すれば、たいていの場合、「事件性はない」と判断されてそこで捜査は終了する。だが、あえて「その他及び不詳の外因」や「不詳の死（病死か外因死か区別がつかない場合に選ぶ）」と書き記すことで、「解剖結果だけでは、自殺、病死とは決められないので、もう少し詳しく捜査を続けてほしい」という思いを込めることもある。

現場の警察官たちは、常に何件もの事件を抱え、日々、何かと忙しい。だが、だからこそ、一人ひとりの被害者にできる限りの注意を払ってほしい、そんな私たちの思いが死体検案書から少しでも届いていたら嬉しく思う。

死体検案書は、遺族と直接やり取りをすることもある。死亡保険金の受け取りの際に提出が必要なため、時として私たちのもとに直接、その発行依頼があるからだ。

この際、原則として、死体検案書の発行が許されるのは遺体の引き取りに来た人物、もしくはその人物に委任された人物のみとしている。

だが、これが思わぬトラブルを引き起こすことがある。

一度、故人の遺族から「〝ある女性〟には死体検案書を発行しないでほしい」という連絡があった。この女性は故人の内縁の妻であり、おそらく身内が受取人となっている生命保険があったのだろう。死後、生命保険をめぐって故人の周囲でトラブルが発生するケースは少なくない。

また、ある男性を解剖したところ、彼が働いていた会社の上司が、私たちの法医学教室まで直接、死体検案書を取りに来たこともあった。

解剖後しばらくして、上司と名乗る人物が大学までやってきて「彼の死体検案書を出してほしい」と要求された。その際は、遺族でないことを理由に発行を断ったのだが、のちにその上司が犯人として逮捕されて驚いた。亡くなった男性には、受取人を勤務先とした生命保険がかけられていたそうだ。警察からその話を聞いた時、「判断を間違えなくてよかった」

と、内心ヒヤリとしたことを覚えている。

法医解剖医の日常

私の仕事場は「解剖室」である。おそらく、法医解剖医以外、このような仕事場を持つ人はいないことだろう。

その中央に置かれた解剖台は、私たちが解剖するために遺体を載せる場所だ。解剖においては、死体検案書に文字として記録されるだけでなく、解剖台の上にある遺体をデジタルカメラで撮って画像の形でも残しておく。

司法解剖の場合、事例によっては解剖結果が裁判資料として使われるため、写真による記録が必要不可欠だ。体の表面に残された傷や痕跡、また解剖中に重要な所見があれば、そのつど撮影して記録する。

私が最初に勤めた法医学教室の解剖台は、大理石でできていた。おそらく1枚の大理石を削って作ったもので、相当値の張るものだったはずだ。

解剖中に記録写真を撮る際、大理石の解剖台は非常に優れていた。妙な言い方になってしまうが、写真が綺麗に撮れるのだ。現在の勤務先で使っている解剖台はステンレス製なのだが、簡単に高さの調整ができたり、解剖後に洗浄がしやすかったりと、使い勝手は間違いなくこちらのほうがいい。ただ、写真だけは大理石の解剖台にかなわない。ステンレス製だと、どうしてもフラッシュの光が反射してしまうからだ。

大理石の解剖台には、忘れられない思い出がある。

法医学教室の新人として右も左もわからなかった頃、〝師匠〟から突然「西尾くん、解剖台の上に乗って2、3回飛び跳ねて！」と言われた。どうも、その大理石の解剖台は長年酷使された結果なのか、台を支えている金属製の支柱が一部腐りかけていたようだ。そこが折れさえすれば、新品の解剖台が購入してもらえる、ということだった。

もちろん、師匠の命令とはいえ、私がそのようなことをしたはずはない。ところが、ある事件をきっかけに、あっという間に解剖台が新調されることになった。

ある年の正月に、火災現場で4人の遺体が発見された。火災現場で発見された遺体については、火災発生時の本人の状況がはっきりわかっているなどの場合を除いて、原則的に、すべて司法解剖となる。火災が発生した時に生きていたかどうかは、外表を見ただけでは判断が難しいのだ。

その日は、1日に4体続けて解剖を行っていた。解剖中には気にならなかったのだが、その後にじわじわとお尻のあたりが痛くなり、数日経った朝に寝床から起き上がると、ひどい腰痛に見舞われた。大学の整形外科でＭＲＩ検査を受けることになったのだが、検査してくれた先生によれば、「痛いところに椎間板《ついかんばん》がはみ出している」とのことだった。

私は、「腰椎椎間板ヘルニア」になっていたのだ。

理由はわかっている。実は、私は身長が高い。年代物の大理石の解剖台は高さの調整ができず、長時間かがんだ姿勢のまま解剖を行うことになる。遺体の上げ下げもあり、日常的に酷使した腰が悲鳴を上げたのだ。だが、災い転じて福となすとでも言おうか、これが学内の委員会で問題となり、くだんの大理石の解剖台は、昇降式で高さの調節ができる、ステンレス製の新品とすぐに取り換えられることになった。

なくても死なない臓器

解剖台で臓器を取り出した後、私たちは各臓器を切り出して細かく観察していく。法医解剖では、原則的に頭蓋腔、胸腔、腹腔をすべて開け、体内の臓器を取り出してくまなく観察する。外科の医師たちよりも、私が脳や心臓、肺などの臓器をまるごと〝手のひらにのせた〟回数は多いかもしれない。

だから、というわけではないが、日々臓器に触れていると、それぞれが自分の役割を果たしていからこそ、人間が生きていることを実感する。

例えば、脳は取ってしまえば人は間違いなく死んでしまう。心臓も、人工心臓などと取り替えない限りは、やはり取ってしまえば死んでしまう。逆に言えば、人の「生」において脳や心臓がいかに重要な役割を担っているのかが、よくわかる。

一方で、「仮に生きている肉体から取ってしまっても人は死なない」臓器がある。例えば、脾臓《ひぞう》という臓器。人の拳くらいの大きさで、体の左側の背中側のあたりに位置し、古くなった血球の破壊をすると言われる臓器だが、これは仮に手術などで取り除いても死んだりしない。また、食道、胃、大腸も、仮に癌の手術などで一部またはすべて取り除いても、通常、人は死なない。もちろん、不快な症状を伴うことにはなるのだが、手術および術後の適切な処置が施されていれば、生命に問題はない。

その点、小腸はそう簡単ではない。大腸は水分を吸収するところなので、たとえ摘出したところで、水のような便が出るだけなのだが、小腸を取ってしまうと栄養分の吸収ができず、生命維持に支障をきたす。

腎臓、肺臓については左右に2つあるので、1つがなくなっても基本的には生きていける。腎臓の上に副腎《ふくじん》という、さまざまなホルモンを分泌する臓器があるのだが、これも同じくだ。しかし、例えば血液中にホルモンを分泌して代謝を調節する甲状腺《こうじょうせん》、血糖を下げるインスリンというホルモンを分泌する膵臓など、目立たないが重要な役割を担う臓器は、取ってしまうとホルモンの補充をしない限り生命の維持が難しくなる。

私たちのもとに運ばれてくる遺体には、貧困の中で亡くなっていった方も少なくない。部屋の電気や水道などが止められ、食べるものにも困っていたのだろう。外見だけ見れば、しばらく風呂に入れていなかったり、ずいぶん痩せていたりと、決して恵まれた環境にいなかったことはすぐにわかる。しかし、開胸、開腹した際、目に飛び込んでくる彼らの臓器は、何十年も使われてきたとは思えないほど、非常に綺麗だ。

一方で、贅沢な食生活を送っていた人は、外表は綺麗で、皮膚に垢がこびりついていることもない。しかし、こういった人の内臓には、往々にして内臓脂肪が多い。腸や腎臓の周り、胃や心臓にも黄色い脂肪が表面にべっとりと付着している場合もある。なかには、その分厚い脂肪のせいで、心筋梗塞が起きてもおかしくなかったと思わせるケースもあるのだ。

結核感染の恐怖

臓器をすべて取り出して解剖を行う背景には、「あらゆる可能性を探る」という第一の目的のほかに、運ばれてくる人たちの「生前の情報がほとんど得られない」という事情もある。

その点は感染症についても同様だ。事前にその情報が得られない法医解剖では、ほかの解剖現場に比べて遺体から細菌やウイルスに感染する危険性が高いとも言われている。

そもそも身元不明者も相当数（兵庫医科大学における2015年の解剖事例の約10％が身元不明遺体）運ばれてくるわけで、その方がどういった病原微生物に感染しているか、情報がないまま解剖することも稀ではない。

なかでも、もっとも怖いのが「結核」だ。

結核は空気を介して感染するため、非常に注意を要する。解剖するのは、すでに「息をしていない」人たちだ。しかし、解剖中に肺を取り出したり、切り出したりする際、結核菌が空気中に舞い上がり、それを吸い込めば感染は成立してしまう。

法医解剖の現場で、執刀した医師らや関係した警察署員が結核に感染する事故が報告されている。解剖対象であった人が結核に感染していたためであるが、感染した医師らはもちろん、解剖する時にこの人が結核に感染していたという情報など持ち合わせていない。最近では、法医学教室にも徐々にCT画像撮影装置が導入されてきており、CT画像を解剖前に撮影することによって、ある程度は結核感染を解剖前に診断できるようになってきた。しかし、それですべての結核感染を把握できるとは思わない。

私たちの大学では、解剖室のよく見えるところに「るいそうは、結核を疑う！」と大きな文字で書いた紙を張り出している。「るいそう」とは「羸痩」と書き、体重が標準より20％以上少ない、極端に痩せた人を指す。この「るいそう」の遺体は、まず結核に感染している可能性を疑うべきだと言われている。胸や腹を開けてからでは遅いため、細心の注意が必要だ。私たちの法医学教室では、解剖室に入る全員が、結核専門の病棟を持つ病院で採用されている感染防御対策用の特殊なマスクを着用するようにしている。

結核と言うと〝昔の病気〟というイメージがあるかもしれないが、2015年に日本において結核で亡くなった人はおよそ1955人、同年に結核感染が発覚した〝新規の患者〟数は1万8280人と、決して少なくない（厚生労働省の「結核登録者情報調査年報集計結果」より）。前年度よりは減少しているものの、日本の結核罹患率《りかん》（人口10万人あたりの発症率）は14・4人で、多くの先進国が結核の低蔓延国の水準である10人を下回っているのに対し、わが国ではまだまだ注意すべき病気の一つになっている。

ただし、結核に感染したからといって必ず発症するわけではない。たとえ発症したとしても、今は有効な薬もあるので、しっかりと管理すれば死に至ることはまずない。

また、結核感染以外にも、血液によるウイルス感染も注意が必要だ。法医解剖は、ほかの臨床系の手術のように局所的なものではない。肉体の広い範囲の部位を開き、多数の臓器を取り出すという、極めて原始的な行為であり、扱う血液量も非常に多いからだ。

ある痩せた男性の遺体が私たちのもとに運ばれてきた際、外表を確認していると肛門が大きく開いていることに気がついた。男性の解剖を進めると、食道の中に白いカビのようなものが生えていることに気がついた。死因はさておき、まずそれらの原因を考える。

「肛門が開いているのは同性性交によるものではないか。また、食道に確認できた白いものはカンジダ菌の感染ではないのか」

こうした推測から、彼が「エイズウイルスに感染していたのではないか」という疑問が生まれてきた。その可能性を頭に入れ、いつも以上に気をつけて解剖を進めた。

解剖後、大学内の微生物学教室でエイズ検査をしてもらったところ、彼からは確かに、エイズウイルスが検出された。私たちは医療用のマスクや手袋など感染症対策をして解剖を行うが、何かの拍子に感染しない可能性がないとは言い切れない。ただし、エイズウイルスは血液が皮膚についた程度では感染の可能性は限りなく低い。あるいは血液のついた針で誤って皮膚を刺しても、エイズウイルスや肝炎ウイルスの感染確率はそれほど高くはない。感染の確率だけを考えると、解剖の現場ではやはり結核のほうが脅威なのだ。

私は決して、「法医学は亡くなった人のために命をかけて働いている」などと言いたいわけではない。私たちは、仕事として日々、遺体と向き合っている。遺体からの感染を防ぐことも、法医学における仕事の一部だと考えている。法医学に興味を持ち、そこで働いている若者たちにもできるだけの注意を払っておきたい。

私は解剖台から、異状死という形で終わりを告げた、多くの人生を見てきた。

その死が幸か不幸かは、誰にもわからない。ただ、「異状な死」を迎えた人たちの最期を見送るのが私たち法医学の解剖医だ。少し情緒的な物言いになってしまうが、私たちは彼らをあの世に送り出す前の〝最後の面会者〟と言えるかもしれない。言い残したことはないか、思い残したことはなかったか。私たちの仕事とは、解剖台の上の遺体と向き合いながら、彼らの声なき声を聞くことなのかもしれない。

【第5章の参考文献およびサイト】

●厚生労働省「平成27年　結核登録者情報調査年報集計結果」
http://www.mhlw.go.jp/file/06-Seisakujouhou-10900000-Kenkoukyoku/0000133822.pdf

第6章

事件の死体

ある若い力士の死

「力士急死　時津風《ときつかぜ》親方立件へ」

２００７年９月、新聞各紙にそんな見出しが躍った。

その年の６月、当時17歳だった大相撲時津風部屋の力士・時太山《ときたいざん》が、稽古中に心肺停止状態となり急死。搬送された病院で「急性心不全」と診断された。愛知県警は当初、「虚血性《きょけつせい》心疾患《しんしっかん》（動脈硬化などによって心臓が血液不足に陥ることで引き起こされる疾患の総称）」による「病死」であり、事件性はないと判断した。

地元・新潟まで搬送された息子の遺体と対面した両親は、変わり果てたその姿を見て、強い不信感を抱いた。時太山の体には、素人目にも「おかしい」と感じるほど、あざなど多数の外傷が残されていたのだ。

両親の強い希望もあり、新潟大学の法医学教室で承諾解剖が行われた。その結果、死因は「病死」ではなく、激しい暴行による「挫滅《ざめつ》症候群」であったと診断され、その後の捜査で時津風親方と兄弟子３人が傷害および傷害致死容疑で逮捕されるに至ったのである。「挫滅症候群」では、打撲によって損傷を受けた筋細胞からミオグロビンやカリウムが血液中に漏出して死に至る。

この事件では、警察による検視が十分でなかったために、結果的に犯罪を見逃すことになってしまった。もしもご両親が遺体の解剖を求めなければ、事実は永遠に葬られてしまった可能性もある。

ここからは私の推測になるが、解剖後に判明した死因が「挫滅症候群」であったということは、時太山の体には、相当数の打撲痕があったはずだ。骨折もしていたかもしれない。ご両親が痛々しい傷だらけの遺体から〝異常性〟を感じ、解剖を望んだのだろう。

〝死の事実〟のみを伝える仕事

そもそも、外表に広範囲にわたるあざがあったとしたら、それだけでも十分に死因となり得る。第3章でも記したように、外表面積の20～30％程度に皮下出血が生じた場合、筋肉の損傷部位から流れ出た腎毒性のミオグロビンによって「急性腎不全」に陥り、死に至ることも十分あり得るからだ。

1995年に起きた阪神・淡路大震災の際にも、同じ原因で亡くなった方が大勢いた。家屋の下敷きとなった人たちの筋肉は、激しい打撲や長時間の圧迫の結果、その部位の筋肉がひどく傷つけられてしまう。救出部隊に発見され、助け出されたのに、筋肉が強く圧迫されて挫滅したことが原因で急性腎不全を発症してしまうのだ。

時津風部屋事件の問題点は、搬送された病院で「病死」と診断され、警察もまたそう判断したことだ。結果的には、警察は明らかに司法解剖を行うべきだった。

同業者として、医師側の責任も大きいと感じている。遺体を「検案（初めにその死体に接し、死亡事故を医学的に確認すること）」する際、異状があると判断したら、医師には所轄警察署へ届け出なければならない規定がある。時太山についても、少なくとも「病死」とは〝言い切れない〟異状性は把握できたはずで、すぐに死亡診断書を発行していい案件ではなかった。

私は、学生たちに死亡診断書の書き方を講義する際、いつもこの事件を例に出して話をしている。私たちは医師として、外因死が少しでも疑われる状況であったならば、死亡診断書を決して、書いてはならない。そして、たとえ警察が先に「病死」という見解を示していたとしても、それを否定する選択肢が私たちにはあるのだ。

警察としても、自分たちでは判断がつかない医学的な見解を求めて、私たち〝専門家〟に解剖を依頼している。両者は対等な別の組織として協力すべきであり、私たちはいつでも医学的観点から見た〝事実〟のみを伝えなければならないと思っている。

私の考えだが、死亡診断書も死体検案書も、担当した医師、個人の名前で発行される書類だ。法医解剖医の正義と責任のもと、嘘のない、そして恥ずかしくない〝死の事実〟を残せるか――それは決して譲れない、重要な点だと考えている。

私は法医解剖医として、世間を騒がせた事件に関する解剖を手掛けたこともある。法律上の規定があるため、具体的な事件名や解剖で得られた内容をここで記すことはできない。ただ、法医学がなんのためにあるのかを知っていただくうえで、「事件の死体」はもっとも皆さんにわかりやすい話になると思う。それを伝えるため、本章では「事件」にまつわる解剖について言及していきたい。

なぜ大学で司法解剖をするのか

警察と法医解剖医は仲良しであってはならない――これは、私が法医解剖医として、強く胸に留めている信念だ。

日本では、大学の法医学教室でほぼすべての司法解剖を行っている。

当たり前の話だが、大学は本来、教育・研究機関だ。犯罪捜査などを行う警察とは根本的に異なる組織である。

私は、司法解剖を捜査機関である警察とは別組織である大学で行う、という「分業システム」には、大きな意味があると考えている。

警察は、例えば殺人事件において、亡くなった方の死亡前の状況や身辺の捜査を行う。遺族や身辺者の話を聞き、何が真実なのか、そこに嘘や不審点はないのかを判断するのも警察だ。

しかし、時太山の事件では「稽古中に急に倒れた」という親方らの証言を警察は信用し、司法解剖を行ってはいなかった。

「警察を疑う」という意味ではないのだが、相手の証言の信ぴょう性を見抜けないことや、時には発見時の状況に流され、警察が誤った判断をすることも過去に起きている。また、事件発生当初に下した判断に固執するあまり、〝都合の良い〟捜査結果だけを裁判所に提出するケースがないとは言い切れない。警察もまた、人間が集まった組織だ。その中ですべてが完結していれば、そうした〝状況的・感情的要因によるミス〟を防ぐことは、難しいだろう。

その点、法医解剖医は中立の立場だ。私たちの仕事はあくまで「警察から嘱託された内容について調べ、報告すること」であり、目の前の遺体に残る〝事実〟だけを解明すればいい。司法解剖を警察内ではなく、大学で行うことによって、その中立性はより担保される。

法医解剖医が主役となるテレビドラマを観ていると、警察とともに犯人捜しを行うようなことがある。しかし、現実ではそんなことは絶対にあり得ない。

私は、法医学の中立性という観点から、常日頃の付き合いの中で、警察関係者と必要以上に親しくすることは適当でないと考えている。個人的にも、もともと警察との相性は良くない。大学浪人時代、友人と自転車で二人乗りしているところを警察に呼び止められ、注意されたことがある。それ以外にもこれまでに2回ほど、自転車に乗っていて警察官から職務質問を受けたことがある。警察官を見ると、条件反射でつい反対方向に逃亡する癖がついてしまっていて、怪しまれたのだろう。

そして同時に、マスコミとも意識的に距離を置いている。実は、テレビで報道されるような事件が起きた際、マスコミ各社から私のもとに電話がかかってくることがある。エリアごとにどの大学が解剖を担当しているかは調べればすぐにわかるし、それ自体を隠しているわけでもない。

しかし、司法解剖は裁判所の許可を得たうえで、警察から嘱託されて行っている。解剖結果は警察にのみ報告するのが当然だ。例えばそこに、犯人本人しか知り得ない情報（使用された凶器の大きさや傷の数など）が含まれているケースも多々ある。それが先に報道されてしまっては、被疑者が事情聴取を受けた際、供述の信ぴょう性に影響を及ぼす可能性が出てきてしまう。

捜査の妨げになる、また遺族にすらその解剖結果の詳細を知らせてはいない以上、私たちがマスコミに情報を提供することはあってはならない。

私はいつも、「司法解剖は社会正義のために誰かがしなくてはならない作業である」と、自分に言い聞かせている。

死後数年経っても腐らない遺体

数多くの「事件の死体」を見てきて感じることだが、誰かを殺めてしまった時、人は相手の遺体をなんとかして「隠したい」と考えるようだ。遺体を燃やす、海に遺棄する……。人の目を避け、必死に遺体を隠すのだ。

その日、私の目の前に運ばれてきた遺体は、ある種異様なものだった。死後数年は経っているはずなのに、まるで先週亡くなったのではないかと思わせるほど、綺麗な状態だったからだ。

遺体は全体に白っぽくなっていた。医学用語では「死ろう化」と呼ばれる状態である。低温で空気の乏しい環境下では、皮膚の下の脂肪組織が化学変化によってロウソクのろうのようになることがある。土中でなくても、水中、例えばダムや川の底に長く沈んだままの遺体は死ろう化することがある。

死ろう化は腐敗、つまり細菌による変化ではない。そのため、遺体としては腐っておらず、むしろ綺麗な印象を受ける。解剖の経験をした数はあまり多くないが、淀川《よどがわ》の底に半年ほど沈んでいたと思われる遺体は、外表がほぼ真っ白に死ろう化していた。体のほぼ全体が死ろう化した場合、一見すると白い蝋人形《ろうにんぎょう》のように見える。ただ、「人形」とは言っても、体の輪郭はほぼそのまま残り、大きさも生前とさして変わらない。大きな白い人形がそこに存在するようで、やはり気持ちのいいものではない。

死ろう化はミイラ化と同じく永久死体と呼ばれ、ひとたびそうなると、半永久的にその形状が残る。エジプトのミイラが、何千年もそのままの状態であることと同じだ。死ろう化は外表から始まり、時間とともに皮下組織や筋肉も白くなっていく。空気と接触しない低温環境で起こるため、外表は周りの環境に影響される。軟らかく、ぶよぶよとしたものもあれば、硬くなっているものも存在する。

この時の遺体は、殺されたのち、数年間畑の土の中深くに埋められていた。そのため、死ろう化し、細菌の働きによって起こる腐敗もほとんど進んでいなかった。遺体の腐敗は、その遺体が置かれた環境条件、なかでも温度と湿度に大きく左右されることになる。極端に乾燥していたり、高温または低温だったりすると、腐敗速度は遅くなる。

法医学では、遺体の腐敗していくスピードについて、「カスパーの法則」がよく知られている。地上での遺体の腐敗速度を1とすれば、水中ではその2分の1、土中ではその8分の1まで遅くなると言われている。

もちろん、土の中といっても、数十センチの穴に埋めたくらいでは、地表とそれほど変わらない。しかし、この時の遺体は、2、3メートルも掘られた、地中深くに埋められていたのだ。

大人ひとりが入るほどの大きさで、その深さまで掘り下げるには大変な手間がかかったはずだ。だが、その結果、温度の変化があまりない低温で、しかも空気との接触も少ない、完全な〝保存環境〟が完成した。遺体が腐敗しなかったため、〝証拠〟もそのまま保管されていた。犯人の手によるものと窺える打撲痕の大きさや範囲は明確で、死因もある程度は特定することができた。犯人は、遺体を隠そうとするつもりが、保存してしまったことになる。

テレビで大々的に報道されるような殺人事件は、たいてい手口が特徴的であるため、死因自体ははっきりしているものが多いように感じる。そうした時は、解剖も死因を診断するためというよりは、今後の裁判のための基礎資料の作成という意味合いが強くなる。解剖する際に、傷の長さや深さ、方向などを正確に記録することに集中するわけだ。

「焼死」とは限らない火災現場の死

殺害後に火で焼かれた遺体というのもまた、解剖を難しくする。

火災現場から遺体が発見された場合、たとえその遺体がすでに真っ黒焦げになっていようとも、基本的にはすべて司法解剖を行う。遺体が火災現場で見つかったからといって、必ずしも死因が「焼死」とは言い切れないためだ。

例えば寝たばこが原因で火災が発生し、その現場から焼けた遺体が発見されたとしよう。この時、もしかしたら、寝たばこをしていたと思われた家主は、火災発生前に「心筋梗塞」で亡くなっていたかもしれない。あるいは、誰かに薬物を飲まされ、「薬物中毒」で先に殺されていたかもしれない。

その場合、死因は「焼死」ではなく、「心筋梗塞」、もしくは「薬物中毒」となる。

こうした火災現場で発見された遺体の解剖において、私たちが注目するのが、亡くなった人の気管の中である。焼死した人の気管の中は、ススで黒くなっている。

大学の講義で、学生たちに焼死した人の気管の内側の写真を何も言わずに見せることがある。写真を見た学生から「たばこを吸っている人ですか？」と聞かれたりするのだが、さすがにたばこを吸っている程度では気管の中が真っ黒になったりはしない。

火災発生時にもしもその人が生きていたならば、呼吸をしていたはずだ。呼吸をすれば火災で発生したススを吸い込んでしまうため、気管は真っ黒になっている。これがもし、火災発生時にすでに死んでいたならば、呼吸をしていないので気管の中にはススは吸い込まれず、綺麗なままで黒くなったりはしない、というわけだ。

法医学者の立場から言えば、初めから死因が明らかな遺体よりも、死因を究明すべき遺体のほうが興味深い。同時に、犯罪性はないのに死因がわからない承諾解剖の遺体のほうが、「この人はなぜ死んだのだろうか？」という、医学的な疑問が湧いてくる。むしろ、事件そのものはさほど騒がれなくとも、外表にはなんの傷もなく、死因がはっきりしない症例を解剖するほうが、解剖としてははるかに難しいし、医学的な興味を引かれる。また、死因を診断するためにさまざまな検査が必要となり、費用もかかる。

私は仕事として法医学に携わっているが、根本には「人間の生と死」への興味があるのだろう。だからこそ、20年以上にわたりこの仕事を続けられているのだと思う。

カレーの中に放り込まれていた遺体

先述した、火災現場の遺体を解剖する際に注目する「気管内のスス」。これを私たちは、「生活反応」と呼んでいる。

スが気管内にあるということはその人が火災発生時には〝生きていた〟証だ。つまり生活反応とは、生きていなければ生じない損傷や現象のことを指す。

人の皮膚をいきなりメスで切れば、当然出血するわけだが、遺体の解剖をする際に皮膚をメスで切開しても、出血しない。歩いている時に足を何かにぶつけたりすればあざができるが、死んだ人の足をビール瓶で叩いてもあざはできない。生きていたらあるはずの反応がない――逆に言えば、「生活反応がない」ことは時として〝死んでいる〟証明でもあるわけだ。

また、胸を包丁で刺され、大量に出血して亡くなるとする。その皮膚や結膜、臓器などは、血液を失って白っぽくなってしまうのだが、私たちはこの色調を「蒼白《そうはく》」と表現する。「蒼白となった結膜、臓器」というのは、生活反応があったと言える。すでに死んでいる人の心臓を刺したところで出血しないのだから、臓器から血液がなくなることもなく、白くはならない。臓器が白くなるということは、その間、血液が血管の中から失われ続けていた、つまり、心臓が動いていて、血液が循環して出血が続いていたことを示している。

逆に、バラバラ殺人事件などの場合、見つかった手足の皮膚にメスを入れても出血しない。バラバラにされた遺体は、通常、死亡後に切断される。切断した後の皮膚は出血しないため、腕だけ、足だけ、胴体だけが見つかった場合、切断された皮膚には「生活反応はない」ということになる。

過去に一度、衝撃的な事件に遭遇したことがある。犯人の自宅の冷蔵庫から、遺体が煮込まれた〝カレー〟が発見されたのだ。おそらく、腐敗臭を消すために、遺体を細切れにしてカレーの中に放り込んだのだろう。そのカレーの中からは、さまざまな部位の骨片が見つかった。こうなってしまっては、当然、生活反応云々《うんぬん》どころではなく、死因の特定は不可能だ。

遺体を部屋などに放置しておくと、腐敗が進行して特有の腐敗臭が出る。そのにおいを消すためには、冷蔵庫に入れて腐敗そのものを遅らせたり、防水性の容器に密閉して入れておいたりすることになる。そうした〝隠蔽工作〟のために、犯人が遺体をバラバラにすることも珍しくはない。

ただし、遺体の切断は言葉にする以上に大変な労力を要する。胴体が、首、肩、腰の関節部分でそれぞれ切断されている遺体を解剖したことがある。聞いて驚いたのだが、頭部、上肢、下肢を体幹部から切り離す作業を医学知識のない高齢者が、しかもひとりで、1時間程度で行ったというのだ。この時の事件では、それぞれの切り口があまりに綺麗だったために、一瞬、医療関係者の関与すら疑ったほどだ。

ちなみに、遺体がバラバラに見つかると、解剖する際には身元がわかっていないことがほとんどだ。この場合、年齢、性別、身長といった、身元特定に役立つような情報を得ることも、私たちの重要な役目となる。

例えば性別については、頭蓋骨や骨盤骨にその特徴の違いが出やすい。大きさや形などからある程度の予測は可能だ。もちろん、ＤＮＡが採取できれば、そこからも性別判定はできる。身長については、四肢の骨の長さから身長を割り出すいくつかの推定式があり、その方法に沿って、白骨になった人の身長を推定することも可能だ。

また、年齢は頭蓋骨の骨の境目、「縫合《ほうごう》」と呼ばれる部位が一つのポイントになる。頭蓋骨はいくつかの骨が合わさってできている。その境目がどの程度なくなっているか（骨化しているか）によって、年齢推定の参考となる。このほか、歯のすり減り具合や、骨盤骨の状態なども大きなヒントとなる。

生活反応をはじめ、年齢、性別、身長の推定など、私たち法医解剖医はありとあらゆる方法を用いて、遺体にまつわる情報を導き出している。

こうした努力が少しでも社会正義につながればと思っているが、例えば警察の捜査にどの程度役に立っているかは正直、わからないことが多い。解剖の結果を警察に報告した後、裁判所に証人として出廷することもあるが、たいていの場合は解剖結果を警察に提出したところで私たちの仕事は終わる。

カフェインによる中毒死

事件とは、本人が予期せぬ災厄が降りかかるものだと言える。さまざまな異状死を遂げた遺体と向き合っていると、私たちが何気なく過ごす日常に、思わぬ落とし穴が待っているものだと感じずにはいられない。

なかでも最近、私が気になっているのが「カフェイン中毒死」だ。

カフェインで中毒死、と聞いて驚かれる方もいるかもしれない。カフェインはお茶やコーヒーなどの嗜好品《しこう》に含まれる、ありふれた物質だ。1日に5杯くらいコーヒーを飲んでいる人も珍しくないだろう。実際に、解剖した人の血液を薬物分析すると、多くの人から微量のカフェインが検出される。

カフェインは体内の消化管で吸収された後、肝臓で分解されるため、普通は中毒になったりはしない。しかし、最近ではコンビニなどで「エナジードリンク」と称され、カフェインを含んだ飲料がいくつも販売されているし、海外からカフェインを含んだ粉末や錠剤をインターネット経由で簡単に手にいれることもできるため、一度に大量に摂取するようなケースが起きている。実際、次のようなカフェイン中毒死事例もあった。

〈「エナジードリンク」と呼ばれるカフェインを含む清涼飲料水を大量に飲んだ九州の男性

が中毒死した問題で、福岡大（福岡市）は21日、解剖の結果、カフェインの血中濃度が致死量に達していたことが分かったと発表した。胃の中からカフェインの錠剤も見つかり、解剖した同大の久保真一教授（法医学）は記者会見で「短期間の大量摂取は危険だ」と注意を呼びかけた。

同大によると、男性は20代前半。ガソリンスタンドで深夜から早朝まで勤務し、眠気覚ましとして1年以上前からカフェイン150ミリグラム程度を含むエナジードリンクを飲んでいた。亡くなる約1週間前から家族に体調不良を訴え、吐くこともあった。昨年のある日、午前11時半ごろ大量に吐き、寝ていたが、午後4時ごろ家族によって意識を失った状態で見つかり、死亡が確認された。

解剖で男性の血液1ミリリットルから致死濃度（79〜567マイクログラム）に当たる182マイクログラムのカフェインを検出した。胃からもカフェイン錠剤の粉末が見つかり、中毒死と結論づけた〉（2015年12月21日配信　毎日新聞）

もちろん、コーヒーを眠気覚ましに適当な量を適当な時間をかけて飲むことは、まったく問題はない。しかし、一度に多量のカフェインを摂取すると、場合によっては中毒量に達してしまう。エナジードリンク類についても、飲み方によっては同様の危険性がある。

私たちの法医学教室でも、カフェイン中毒による死亡例を経験している。亡くなったのは

50代の男性で、仕事をしながら糖尿病と睡眠時無呼吸症候群で通院中だった。10年ほど前から、カフェインを含む外国製サプリを常用していたそうだ。深夜に、エナジードリンクとカフェイン含有の2種類の錠剤を服用したため、中毒量を超えてしまったと思われる。

また、中毒と言えば、忘れられない解剖経験がある。キノコによる中毒死である。亡くなったのは50代の男性だったのだが、山に仲間と一緒にキノコ狩りに行き、採ってきたキノコで作った鍋を食べ、亡くなってしまった。鍋を食べている最中に調子が悪くなり、亡くなる前に本人は「(キノコを) 間違えたかもしれない」と言っていたそうだ。毒キノコを食用と見誤ってしまったわけだ。

近年、覚せい剤や危険ドラッグなど、法律に違反するような薬物に関する中毒も問題となっているが、身近なものでも中毒死は起こり得るのだ。

銃で撃たれた遺体

日本における犯罪の際の殺害方法としては、首を手や紐で絞める、包丁などで刺すという方法が多い一方、銃が使用されることは非常に少ない。私はこれまで、銃により死亡した遺体の解剖は5例程度しか経験していない。

銃でできた傷は、銃創《じゅうそう》と呼ばれる。銃創により死に至る場合、銃から発射された弾丸が体の中で臓器や血管を傷つけ、それが死因となるのだ。

物体の運動エネルギー（K）、つまり別の物体に衝突して生まれる力は「K＝2分の1×質量（M）×速度（V）の2乗」で求められる。弾丸そのものは小さなものだが、飛ぶ速度が非常に速いため、巨大なエネルギーを持つ。弾丸は体の中を通って行く過程で臓器を破壊しつつ、熱によっても周りの組織にダメージを与えていく。

銃で撃たれた遺体の外表には通常、弾丸が体内に入った箇所（射入口《しゃにゅうこう》）と体の外へ出ていった箇所（射出口《しゃしゅつこう》）の2箇所がある。皆さんは、それらが直線上に並んでいると想像されるかもしれない。

しかし、弾丸が体に入った後、まっすぐに進むとは限らない。弾丸が途中で硬い骨に当たれば、方向は変わってしまう。また、体表にあるのは射入口だけで、射出口が見当たらないこともある。この場合、弾丸が体内のどこかに残っているわけだ。

射入口の形状はたいてい弾丸の形と同じく小さな丸い穴となるのだが、射出口は体の内側から外側に向けて、破裂したような、いびつな形をしていることが多い。頭部の銃創では、射出口の下が弾丸によって内側から外側に向けて、まるで破裂したように骨折しているのが一般的だ。

また、弾丸が発射される際、火薬の粉末や熱も同時に発射されているため、銃口からの距離によっては射入口の周りに火薬や熱による火傷《やけど》の痕が残っている場合もある。

銃撃されて亡くなったという、ある暴力団の関係者と思われる遺体が私たちのもとに運ばれてきたことがあった。解剖を終え、いつものように解剖室から出たところ、黒いネクタイを締めた組員らしき男性が数人、無言で立っていた。なんとも言えない威圧感に、思わず忘れ物をしたふうを装って解剖室に戻り、裏口から隣りの建物に移動したことを覚えている。亡くなった人の体にどんな銃創が残っていたかは、すっかり忘れてしまったのだが……。

「事件の死体」と「格差」

「事件の死体」にもまた、「格差」の問題がある。

私たちの法医学教室では、兵庫県の中の阪神地区にあたる6市1町を担当しており、警察の管轄数で言えば、9つの警察所轄担当地区からの依頼に対応している。私たちの担当区域の中には、全国的にも有名な富裕層が多く住む地域も、下町風情が色濃く残ることで知られる地域も含まれる。

2015年に私たちが年間で行った全解剖数は320体。そのうち、芦屋《あしや》署からの解剖依頼数はわずか11体であったのに対し、尼崎署からの解剖依頼は138体だった。国勢調査の結果によれば、芦屋市の人口は9万5440人で、尼崎市は45万2571人。人口1000人あたりで比較すると、芦屋市では0・12人、尼崎市では0・30人が解剖されていることになる。尼崎市の人は芦屋市の人に比べて、この年、3倍弱〝解剖されやすかった〟ことになる。

失業率や経済不況（低所得）が犯罪発生率に大きく関係するという統計がある（大阪大学社会経済研究所の大竹文雄教授による調査より）。この統計を見ると、「労働力調査」「人口動態統計」「犯罪白書」をもとに割り出した「失業率・犯罪率・自殺率の推移」では、自殺率よりも犯罪率のほうが、失業率により強く関係していることがわかる。

また、アメリカにおける研究では、失業率と他殺発生率にも高い相関関係があることが明らかになっている。私たちの担当区域において、もっとも失業率が高かったのは尼崎市で、約7・5%。対して、芦屋市は約5・6%だった（2005年度国勢調査より）。人口10万人あたりの他殺発生率（2003～2012年、兵庫医科大学法医学教室調べ）で比較すると、尼崎市では芦屋市に比べて、3倍以上高かった。

あくまで私たちの施設における統計データをもとにした話ではあるが、個人の経済状況の違いが、他殺発生率にも少なからず影響を与えていることが見て取れる。

「事件の死体」の背後にもまた、現代社会の「格差」が関与している部分があるように思える。

孫の将来を悲観した祖父による無理心中

明らかな〝他殺〟と判断される遺体については、基本的にすべて、全国のどこかの法医学教室で司法解剖されることになる。すでに書いた通り、犯罪性が明らかな場合、たとえその死因がわかっていても司法解剖が実施される。

私たちの法医学教室で行った過去の事例（２００３〜２０１２年）を改めて調べてみると、他殺と判断されていた症例は81例で、全解剖遺体（１５４８例）のうちのわずか５・２％だった。

日本における殺害手段は、首を絞める（頸部圧迫）、刺す（鋭器損傷）、鈍器で殴る（鈍器損傷）のいずれかであることが多い。

さらに、私たちの法医学教室では、加害者が被害者の3親等までの親族であった事例が、全体の半数を超える55・6％（81例中45例）にものぼった。殺害手段別に被害者と加害者の続柄を調べてみると、他殺手段が頸部圧迫の場合、加害者が〝親族〟である割合が83・9％、鋭器損傷の場合は同27・3％だった。鈍器損傷については、加害者が親族の場合と、親族以外の他人であった場合はほぼ半々程度となっている。

身内を殺害する場合、まずは頸部を圧迫する方法を選択する……この心情は、わからなくもない。愛情ゆえに生まれる憎しみや殺意もある。その時、最後の良心として、肉体に何かを使って傷つけることに、抵抗を覚えるのではないだろうか。

身内による他殺事件では、忘れられない事件がある。

ほんの数年前の話なのだが、まだ小学校に上がる前の、幼い孫娘の首を絞めて殺害し、その後自分も首を吊って無理心中をした高齢の男性がいた。殺された女の子は、加害者の娘の子供で、連休を使って里帰りしていた際に起きた事件だった。

実は、被害者の女の子は不治の病を抱えており、孫娘の将来を悲観した祖父が、自ら手をかけたのである。遺書には「私が連れていく」と、書かれていたという。

犯罪性が認められる事件であったため、2人は司法解剖として私たちのもとに運ばれてきた。

私たちの大学の解剖室には、解剖前の身支度《みじたく》などを行う前室がある。通常なら遺族を入れることはないのだが、その時ばかりは、警察官の許可を得て、母親を前室に招いた。「体にメスを入れられる前に、どうしても娘の顔を一目見たい」と、必死に懇願する姿に心を動かされたのだ。

あの時の、母親の切ない泣き声は、今でも耳に残っている。実父と愛娘《まなむすめ》を同時に失ったうえ、実の父が大事な娘の命を奪った殺人犯になってしまった悲しみは、想像を絶するものだったはずだ。

悲しみの赤い色

普段、私たち法医解剖医は、ただ黙々と〝仕事〟をまっとうすべく、解剖を行っている。それでもやはり、子供や若い人が犠牲者となった時、どうしても心が揺れてしまうことがある。

そんな時は解剖を一刻も早く終えたいと思ってしまう。他殺事件である以上、誰かが解剖台の上の遺体にメスを入れなければならない。しかし、解剖したからといって、その子が生き返るわけでない。その葛藤の中で、せめて早く遺族のもとへ返してあげたい、そう考えてしまう自分がいる。

以前、複数の小学生が被害者となった連続刺殺事件があった。事件当日、私が昼食を取っている最中に、ＮＨＫのニュース番組で事件に関する速報が流れた。被害児童たちが司法解剖となることは明らかだった。子供たちの遺族の悲痛な心中を察すると胸が痛むばかりだったが、それと同時に刃物で刺されて殺害された子供を何体も解剖する法医解剖医たちの精神的な負担もまた、とてつもなく大きいものだろうと思わずにはいられなかった。

私たちは解剖する際、基本的にすべての臓器を体外に取り出して観察しなければならない。その死因が明らかである場合においても、その作業過程が変わることはない。それが、法医学上必要なことだからだ。

それでも、なんの罪もない子供たちの臓器を切り出さなければならない……その時は、やはり平常心ではいられない。

私も過去に、一度だけ解剖台の前でメスを入れることをためらった経験がある。被害者は、小学校低学年くらいの可愛らしい少女だった。彼女は見知らぬ男に刃物で刺されて殺害され、私たちのもとに連れてこられていた。

最初に解剖台に寝かされた遺体を見た時、彼女は真っ赤な服を着ていた。「ああ、綺麗な服を着せてもらっていたんだなあ」と思った。しかし、近づいてよくよく見てみると、それは服の色ではなく、本来白かったはずの肌着が、彼女の血で真っ赤に染まっていたのだ。

すでに犯人は逮捕され、殺害についても自供している。淡々と解剖を進めていたつもりだったのだが、頭蓋を開けるまさにその時に、「これ以上、この子の体を傷つける必要はないんじゃないか」、そう自問せざるを得なかった。

しかし、私たちの仕事は、ごくわずかな可能性も見極め、死因を明らかにすることだ。心臓を取り出すことも、開腹することも、頭蓋を開くことも、すべてに意味がある。

私は気持ちを押し殺して、メスを握り直した。

私にできる弔《とむら》いは、それしかなかった。

【第6章の参考文献およびサイト】

●西本匡司、西尾元ほか「兵医大医会誌」第39巻　p．77－81（２０１４年）／「阪神間における他殺解剖事例の検討」

●大阪大学社会経済研究所教授　大竹文雄「勤労者福祉」No.71　p．６－10（２００３年）
http://www.iser.osaka-u.ac.jp/~ohtake/paper/situgyoitami.pdf

●毎日新聞「カフェイン中毒死　血中濃度、致死量…短期間に大量摂取か」（２０１５年12月21日配信）

●西口美紀、西尾元ほか「数種の外国製カフェインサプリメントの過剰摂取により死亡した一剖検例」（第63回日本法医学会学術近畿地方集会講演要旨集　p．29　２０１６年）

●久保真一ほか「エナジードリンクを多量服用したと考えられるカフェイン中毒の１剖検例」Jpn J Alcohol & Drug Dependence 2015 50:227

第7章

幸せな死体

癌による自然死

穏やかな死を迎えたいと願うことは、人間として至極まっとうな感覚だ。本書の中で書いてきたような「異状死」を望む人など、ひとりもいないことだろう。

ただ、日々、さまざまな形で亡くなった人たちと接している私は、〝幸せな死〟について皆さんとは違う感覚を持っているかもしれない。

ひとりで暮らしながらひっそり亡くなったとしても、本人にとっては不満のない人生の終わり方だったかもしれない。病院で誰かに看取《みと》られながら亡くなったからといって、その人が幸せと感じたかどうかは別の問題なのではないか、と考えてしまう。

私は昔、中国地方のある病院で内科の研修を受けたことがある。その病院に、「胃癌」と診断されたにもかかわらず、その後の癌に対する治療を頑《かたく》なに拒んできた高齢の女性がいた。80歳ぐらいだったその女性は、田舎の片隅でひとり、のんびりと生活をしていた。家族はなく、街にある病院に通うには片道1時間くらいかかった。

主治医の先生は「癌を切りましょう。今なら治ります」と何度も説得を試みたものの、彼女はついぞ首を縦には振らなかった。それでも、医者としては目の前に治療すれば治る患者がいる以上、放っておくわけにもいかない。先生は「せめて、1年に1回くらいは診療を受けに来てください」と伝え、その経過を見守ることになった。

なんの治療も行っていないため、当然、癌は進行していった。しかし、手術を受けるよりも、彼女はこれまでと変わらない生活を望んだ。

法医学の現場では〝放置された癌〟――なんの治療も施さず自然な経過をたどった癌による死に出会うことも珍しくはないが、おそらく臨床の現場でそうした癌を目の当たりにすることは少ないはずだ。私の研修期間中、その女性は体調を崩したため、入院することになった。しばらくして私の研修は終わってしまったため、その女性がどんな最期を迎えたのかは知らない。だが、医の道を歩み始めた若き日に、人間の自然な死の在り方について考えさせられたこの経験は、とても貴重なものだった。

「幸せな死」考察

すでに書いたように、法医学の現場では、アルコールがらみで亡くなった遺体と数多く対面する。

酒を飲み、道路脇の排水溝に転落して溺死した人の解剖をしたことがある。おそらく、酔って帰り道をふらふらと歩いていたのだろう。その人は、排水溝に残った水深わずか10センチのたまり水で溺れて亡くなっていた。

「その程度の水で、どうやって溺死できるのか」

そう、思われるかもしれないが、泥酔すれば、人は道端で酔いつぶれてしまうことも、眠ってしまうこともある。そこにたまたま水たまりがあれば、溺死する可能性はある。

同じように、酔って道路工事現場で亡くなった人もいた。何かに躓いたのか、ポールとポールの間に張られていた侵入禁止を示すロープに首を引っ掛けて、窒息死してしまった。場所とタイミングが悪かったとしか言いようがないが、突然の死は往々にして偶然の要素に左右される。

同様に、飲酒による事故死で多いのが、駅のホームからの転落死だ。こうした事故は金曜日の夜に起こりやすいという。週末前に、同僚や友人と楽しい酒席を終え、いい気持ちで帰宅する途中にホームから落ち、頭を打ったり、電車に轢かれたりして命を失ってしまう人は意外なほど多い。

ほかにも酒に酔ってしまい、冬の寒空の下で植え込みに寝てしまって凍死した人、仰向けに転倒して後頭部を強打して亡くなった人、道路で寝込んでいたところをそのまま車に轢かれて亡くなった人もいる。

警察から聞いた話では、頭蓋骨を骨折しているのに、しばらく歩いていた痕跡のある人もいたそうだ。頭蓋骨が骨折しているまま歩く。通常では激痛で歩くことなどできないはずだが、アルコールによって痛みを感じにくくなっていたのかもしれない。

私はこうした遺体と解剖台で対面するわけだが、「酒さえ飲んでいなければ、亡くなることもなかったろうに……」とため息が出る半面、不謹慎ながら「これはこれで、幸せな死だったのかもしれない」と思うこともある。

大半の人が好きなお酒を飲んで、おそらくいい気持ちのまま、何もわからずに亡くなったのであろう。ご家族にとっては不幸以外の何物でもないのだが、本人にしてみたら、果たしてどうだっただろうか。私がその立場なら、死に方としてはそんなに悪いものではないような気もする。

もちろん、「そうなりたいか？」と問われれば、進んでそのような死に方をしたいとは思わない。しかし、人は必ず死ぬ。長い闘病生活の末に亡くなっても、心筋梗塞で突然、帰らぬ人になっても、同じ死だ。法医学の現場では、犯罪に巻き込まれて亡くなった子供や無理心中した親子の死とも向き合う。

死における幸と不幸。私は医師として、そしてひとりの人間としてつい考えてしまう。

法医解剖は人生最期の〝住民サービス〟

人生の最期をどこで迎えるのか。〝幸せな死〟を考えるうえで、これも大きなテーマの一つだ。

もちろん、住み慣れた街で家族や親しい人たちに囲まれて穏やかに死ねれば、それに越したことはない。だが、核家族化が進む今の時代、それを望めるのはむしろ少数派ではないだろうか。その結果、公共交通インフラや介護サービスが充実している、大都市および近郊都市に高齢者が集まることになる。老後を過ごすうえで、地域の〝住民サービス〟に「格差」があるのは紛れもない事実だ。

私は、その〝住民サービス〟には、法医解剖も含まれるのではないかと考えている。

第4章でも触れた通り、警察庁が発表した法医解剖の実施率は、都道府県ごとに大きく異なっている。2015年は、神奈川県が39・2%でもっともその率が高く、次に兵庫県の33・4%、沖縄県の30・8%、東京都の18・2%、大阪府の15・0%と続く。対して、解剖率が低かったのは3・8%の群馬県、3・3%の静岡県、3・1%の大分県、2・7%の岐阜県、そして最下位の広島県に至っては、1・5%にとどまった。神奈川県で見つかった異状死体のおよそ40%が解剖されているのに対し、広島県では、98%以上が解剖されずに終わっていることになる。

同じ「異状死」でも、その居住地、もしくはどこで遺体が発見されるかによって、扱いは大きく異なってくる。

私は今、兵庫県の一部地域の法医解剖を行っているが、隣り合う大阪府とは行っている解剖の種類が大きく異なる。大阪府の法医学教室で行う解剖のほとんどが、犯罪捜査のための司法解剖であるのに対して、私の教室では、司法解剖は全解剖数のせいぜい4分の1程度に過ぎない。残りの解剖は、犯罪性が否定された承諾解剖や、身元調査を主な目的とした調査法解剖なのだ。

隣接する大阪府と兵庫県という2つの地域で、犯罪で死亡した人の数がそう変わるとは思えない。警察が遺体の検視をした際、最初から犯罪性を疑って司法解剖とするのか、明らかに疑わしいものを除いて承諾解剖とするのか、その判断は各地域の警察によってずいぶん違うわけだ。

私の前任地は大阪の大学だったため、司法解剖ばかりをやっていた。その後、現在の兵庫医科大学に赴任してきてからは、承諾解剖が極端に多いことに驚かされた。

ひと言で解剖と言っても、感染防止対策や薬物検査をはじめとした各種検査など、一つの遺体に対してそれなりのお金がかかる。ところが、解剖方法や検査に要する費用は同じでも、司法解剖と承諾解剖の間には、使える費用に大きな差がある。

兵庫県の場合、承諾解剖に対する費用は司法解剖のそれと比べてめっぽう安い。承諾解剖の場合、犯罪性がないからそれほどお金をかけなくても良いということなのかもしれないが、先に述べたように、胸に包丁が刺さっているなど、解剖する前に死因がはっきりしていることもある司法解剖より、外表になんの傷もない承諾解剖のほうが、死因を診断するために必要な検査が多く、費用がかかることもある。限られた予算の中では、十分な検査を行えないのが現実なのだ。

「解剖格差」の現実

兵庫医科大学に赴任後しばらくして、管轄地域の警察に「これほど承諾解剖が多いと十分な検査ができず、解剖の質に関わってしまう。疑わしいものは極力、司法解剖にしてほしい」と申し入れたことがある。すると警察は、承諾解剖の案件自体をほとんど持ってこなくなった。結果的に、私たちが行う解剖はほぼ、司法解剖だけになったのだ。

おそらく、警察は前年度の実績をもとに毎年、法医解剖の予算請求を行っているのだろう。そもそも司法解剖なら国から、承諾解剖なら各都道府県からその費用が支払われる。警察にしても、その年の司法解剖数をいきなり増やすことは容易でなかったと想像がつく。

この一件は、思わぬ影響を与えた。私と担当区域を同じくする「警察医」の先生方が頭を抱えることになってしまったようなのだ。

都道府県によって若干制度は異なるが、警察医とは所轄警察署の嘱託を受け、医師免許を必要とする警察業務（被疑者の採血や留置人の健康診断など）を行う医師だ。異状死体の検案も、基本的に彼らの嘱託業務になる。

私が遺体を承諾解剖しなくなったことで、警察医の先生方は外表所見とその時点でわかっている情報（既往症の有無や周囲の状況）のみで、死体検案書を書く必要が出てきた。もし、その診断に誤りがあれば、先生方が責められることになる。

「前の先生は承諾解剖してくれたのに、今度の先生はなぜダメなんだ」

しばらくして、こうした声が私の耳にも入るようになった。私は決して解剖するのを拒否したわけではないのだが、結果的に、これまでの地域の事情を無視する形になってしまったのだろう。

私はこの時の経験を通じ、人は〝どこで亡くなったか〟によって、解剖となるのかどうか、また解剖するにしてもどのような種類の解剖がなされるのか、まったく変わってしまう現実を目の当たりにした。

さらに言えば、仮に同じ司法解剖を受けることになっても、各大学の法医解剖医によって解剖の内容も異なる。司法解剖は嘱託者、つまり解剖を担当する法医解剖医個人に、何を調べるかが一任されている。担当する法医解剖医の見識や常識が解剖内容に大きく影響する。また、各法医学教室に在籍する教職員数に限りがあるため、教室ごとに対応できる検査内容に差が生じることもあり得る。

法医学関係者の中では地域や法医解剖医によって解剖の質に差が生じないように、努力もなされている。しかし、同じ日本であっても、亡くなった地域によって受けられる〝解剖サービス〟には、やはり「格差」があるのだ。

死んだ後も「生」に貢献する

私は法医学教室に入ってから20年、解剖に明け暮れる一方で、そこから得た気づきやデータをもとに研究を続け、学会で、あるいは学術論文として発表してきた。

私は香川医科大学（現・香川大学医学部）大学院を卒業後、一時期、アメリカに留学していた。アメリカにおける研究者の生活は非常にハードで、博士号を取ってから4、5年のうちに自分の教室を持てなければ、将来の見通しは暗かった。ある日突然、研究室のポストに

〝赤紙〟が入っていて、「来年から君は雇わない」という通達を受けることも日常茶飯事だ。家族を抱えながら、明日から仕事を失う研究者を何人も見た。その中で残っていくのが〝大学人〟なのだと、私は留学中に学んだ。

そもそも、世の中には今すぐやらなければいけない仕事がたくさんある。例えば臨床の医者ならば、患者が来れば診察し、適切な処置を求められる。しかし、私たちの研究はいつか役に立つかもしれないが、今すぐ必要なものではない。それでも職と給料を与えられている以上、それなりの成果をあげなくてはならないと感じている。

私の現時点における最大の研究テーマは、「突然死」だ。

突然死とは、その名の通り、それまで元気だった人が前触れもなく、急に何かの病気で亡くなってしまうことを指す。私たちの法医学教室にも、これまで幾度となく、突然死した人たちが運ばれてきた。

体育の授業中に突然、倒れて亡くなった男子中学生。

前日までなんの兆候もなかったのに、寝床で亡くなっていた女子大学生。

いずれも、解剖でこれといった死因を導き出すことができなかった。

しかし、運動した時などに非常に重い不整脈を発症して、突然死することもある「遺伝性不整脈疾患」の遺伝子を調べる研究を行った時、亡くなったある男の子に遺伝子の異常が見つかった。この男の子の死因は、重い不整脈だったと考えられた。解剖では死因を明らかにすることができなかったのだが、その後研究を行うことによって、死因を診断することができたのだ。

しかも、こうした研究は、死因を診断するという解剖本来の目的を果たすだけにとどまらない。つまり、その男の子に見つかった遺伝子の異常は、ある一定の確率で、血縁者の中に保有されていることになる。男の子の遺族の中に、突然死を引き起こすかもしれない、同じ遺伝子の異常を持つ人がいれば、その人に適切な医療を受けてもらうことで、突然死を未然に予防することができるかもしれないのだ。

同様のことは、結核についても言える。第5章で述べたように、結核は解剖時に、私たちがもっとも気をつけなければならない感染症の一つだ。

結核を発症して死亡した人の場合、経済的な点から栄養状態が悪く、体の免疫機能が低下していることも多い。生前、体の調子が悪くひどく咳き込んだり、痰《たん》が出たりしているのに、病院に通うことすらままならなかった人もいる。

こうした人が自宅で亡くなっていたならば、解剖でしっかりと結核が死因だと診断することで、家族や他の接触者への感染を防ぐことができる。解剖の結果、結核と判明すれば、保健所に届出をする規則になっており、亡くなった人の家族や接触者に対して感染の有無を調べ、被害の拡大を未然に防止することができるのだ。

死者から得た情報を臨床に活かす。それは同時に、解剖を受けた人たちが亡くなった後も社会に貢献していることにもなる。こうした形で、法医学が能動的に「生の医療」と関わりを持つことに、私は意味があると思っている。

法医学が「生」に対してできること

ある年、12月下旬のことだった。両親と子供２人の一家４人が車の中で練炭《れんたん》自殺を図って亡くなり、私たちの教室へ運ばれてきた。

一家４人の外表はいずれも鮮紅色となっており、不完全燃焼で発生した一酸化炭素を多量に吸い込んだと推測された。その日のうちに、４人全員の解剖を行った。遺体の数が多い場合、２日に分けることもあるが、そうすると解剖されていない遺体は警察署などに安置しなければならず、親子が離れ離れになってしまうかもしれない。葬儀のことなども含め、同じ日に遺族に遺体を返してあげるほうがいいのではないかと判断した。

遺体の数が増えたからといって、解剖のやり方自体が変わることはない。

すでに死因は「一酸化炭素中毒」と予想がついており、解剖そのものはさほど難しいものではなかった。解剖中、血液中の一酸化炭素へモグロビン濃度を測定すると、非常に高い数値が確認された。4人それぞれから、80％以上の一酸化炭素へモグロビンが検出されたと記憶している。

予想通り一酸化炭素中毒で亡くなっていたわけだが、それでも解剖は行う必要がある。

もし子供たちを薬で眠らせてから練炭に火をつけていたのであれば、死因は一酸化炭素中毒ではなく、薬物中毒だった可能性もある。状況的に同じ車内で練炭を燃やしているため、ほぼ同時刻に亡くなっていると考えられるが、解剖時に観察できる死体現象（体温の低下、死後硬直、死斑）が4人ともほぼ同じなのかも、念のため確かめなければならない。

心中事件であることが予想されても、車内で4人遺体が発見されたというだけでは、全員同時に亡くなったのかどうかはわからない。もしかしたら、そこに別の事件の要素が隠されているかもしれない。法医学の役割が〝死の真相〟を明らかにすることである以上、決まった手順通りにすべて調べなければ意味がなくなってしまう。

のちに、母親の携帯の中に遺書がわりのメモが残されていたことがわかった。そこには、次男が苦しんでいたアトピー性皮膚炎に悩み続け、心中するに至った苦しい胸の内が記されていたそうだ。

自殺する直前、一家を乗せた車はコンビニに立ち寄っていた。そこで親は無理心中で使う練炭を買ったのだが、そうとは知らず無邪気に笑う子供たちの姿が、防犯カメラの映像に残っていた。この時、ご両親の心中は、いかばかりだったのだろうと思う。

一家の解剖を行った際には、解剖することしかできない己の無力を感じながら、皮膚科と免疫学の先生たちが研究を進め、早くアトピーで苦しむ人たちを救ってあげてほしいと切に思った。

法医学の現場にいるからこそ、遭遇する〝現実〟がある。

同じ医の道にありながら、法医解剖医は直接、人の命を救うことはできない。しかし、臨床の医師たちとの距離を縮めて、法医学の現場で起きている現実を共有する必要性を今、感じている。

「死」から世間を見る

あまり知られていないが、法医学では〝生きている相手〟と向き合うことがある。子供に対する「虐待の診断」がその代表だ。

虐待を受けた子供たちが、児童相談所の児童福祉司らによって保護されたとしよう。病院に運ばれたのち、私たちが彼らの体に残る打撲の痕や骨折の有無を確認するのだ。傷がいつのものか、出血はしているかなど、まだはっきりとした自分の言葉を持たない小さな子供や、頑なに口をつぐむ思春期の子供にかわって、彼らの心身の痛みを代弁する。

　私が実際に経験した虐待被害児童の数は多くはない。それでも、皮膚のあちこちにタバコの火を押しつけられたり、背中にナイフで切られた痕が多数あったりしたケースを経験したことがある。子供たちは皆、共通して痩せており、十分に食事を与えられていなかったのだろうと感じた。

　私たちの仕事は、生も死も含めて、「命」と向き合う仕事なのだと改めて思う。

　現代社会は、自身と直接関係のない命に対して、距離を置くようになっている。かつての日本は隣近所の関係性が深く、隣人の死はもっと身近なものだったし、その死を地域で弔うことは特別なことではなかった。自分以外の人の「生」と「死」を、もっと近い距離で感じていたのだと思う。

　昨今、日本人の多くが病院で亡くなっていく。そこは高度な医療が受けられる場所である半面、世間から隔離された空間でもある。そのため、私たちが人の生、老い、そして死を実際に体験する機会は、非常に限られるようになっている。

　言い方は適切でないかもしれないが、人は死に向かう際、ある意味で〝汚れて〟いく。寝たきりで風呂にも入れず、痰も出れば、糞尿《ふんにょう》も垂れ流しになる。「死んでいく」とはつまり、そういうことなのだ。

そうした〝見たくない現実〟に対して、現代人は過剰に距離を取ろうとしているように思えてならない。ある種の潔癖さが、社会的に役に立たないと判断した人、関われば自分に何か損がありそうな人を排除するような状況を生み出しているのではないか。そうして、弱い立場の人たちが、ますます社会から孤立してしまっている気がしてならない。

私は仕事柄、「死」から世間を見ている部分がある。私にとっては、「生」が当たり前ではない。むしろ、日々対面している、解剖台の上の人たちが私の日常だ。

自殺を除き、人が死に方を選ぶことはできない。誰だって風に飛ばされてきた傘が頭に刺さって絶命するのは嫌だろう。だが、だからといって、自分の力で死は避けられない。

どれだけ真面目に、誠実に生きようとも、癌に侵されることもあれば、突然見知らぬ男に刺されることもあり得る。〝選べない〟という意味だけで言えば、やはり死は万人に平等なものなのかもしれない。

私の死生観は単純だ。せめて「ぽっくり寺」に行く、エンディングノートをしたためるといった〝死を意識する〟ことはせずに、命を終えたいと思う。むしろ、最期まで精一杯生きることだけを考えたい。「生」に執着したいとは思わないが、今目の前にある現実を懸命に生きることのほうが、私には重要に思えるのだ。

「死」があるから「生」がある

近年、日本呼吸器学会が高齢者の肺炎治療について、本人、もしくは家族の希望を聞くという試みを始めている。寝たきりになると、気道の中に唾液が溜まってしまい、肺炎を繰り返すため、本人は非常に苦しい思いをする。治療による回復が困難な場合、呼吸器をつけてまで延命治療をしたいかどうか、当事者の意思に沿おうというわけである。

医師はどうしても「患者の死＝自分たちの負け」と捉えがちなため、最後までできる限りの処置を試みる。しかし、患者本人がそれを本当に望んでいるのか、そこまですべきなのか、今、少しずつ議論が始まっているように感じる。

私は以前、あるキリスト教系の病院における、死が間近に迫った患者に対する医師たちの対応を、テレビ番組を通じて見たことがある。その病院では、キリスト教の教えに基づき、見守る、もしくはお祈りをして、患者と残された時間を静かに過ごしていた。私はキリスト教信者ではないが、抗えない「死」と向き合うとは、本来、こういうことなのではないかと考えさせられた。

ただ、「死」は本人だけでなく、遺された家族の問題でもある。

私は通常、運ばれた遺体の家族と直に接する機会はあまりない。司法解剖では捜査に関する情報も含まれるため、遺族と面会することは難しい。だが、承諾解剖に限って言えば、解剖をしても死因がわからなかった時などは、私たち法医解剖医が家族に直接、説明をすることもある。

警察で「死因を調べるために解剖しましょう」と言われて解剖を承諾したのに、解剖後に「死因不詳」とされた死体検案書だけ渡されても、遺族がなかなか納得できないのは当然だ。しかし、死因は特定できなくても、わかることもある。頭の中で出血をしているわけではない、何かを喉に詰まらせて窒息しているわけではないなど、疑われる可能性を否定してあげることも、時には遺族にとって〝救い〟になる。

特に乳幼児や子供が亡くなった場合、「自らの不注意のせいではないか」という、自責の念を抱いている親もいる。しかし、実際はたとえ親が見守っていたとしても、避けられなかったケースが圧倒的に多い。あの時応急処置をしたらよかったのでは、病院に駆け込めば助かったのでは、死ぬ時に苦しんだのでは……そんな質問を受けることもある。「あなたのせいではありません。お子さんは急死していますから、苦しんではいなかったはずです」「気管の中にミルクは入っていませんでした。ミルクの飲ませ方が悪くて窒息死したわけではありません」と言ってあげることが、彼らの心の重荷を少しだけ軽くしてあげられるのではないだろうか。

当時、生後8カ月だったお子さんの解剖を担当したことがある。正直に言うと、解剖したもののはっきりとした死因はわからなかった。

解剖後、私は母親に直接説明をした。原因が特定できなかったため、彼女は「どうしてですか?」と、泣きながら繰り返すだけだった。解剖しても、わからないこともある。私はその心情を察し、「この先も、何か質問があれば連絡してください」と、母親に連絡先を渡した。

それから3年間ほどだったか、彼女は新聞などで似たような乳児の死亡例を見つけるたびに、「自分の子供も同じ原因だったのではないでしょうか」と手紙を送ってくれた。死に至った原因がはっきりしなかったことで、彼女の中で子供の死に区切りをつけられなかったのかもしれない。

「死」があるから「生」がある。

私はこれからも、解剖台で遺体と向き合いながら、生きることと死ぬことの意味を考えていくつもりだ。

【第7章の参考文献およびサイト】

●警察庁捜査第一課　公安委員会説明資料№4「平成27年中における死体取扱状況について」（2016年2月25日付）
https://www.npsc.go.jp/report28/02-25.pdf
●朝日新聞デジタル「遺体の解剖率微増　都道府県警で大きな差」（2016年2月27日配信）

おわりに

格差の中にある死

近頃、「格差」という言葉をよく耳にするようになった。

少し前にも、NHKで「健康格差」をテーマにした討論番組（2016年9月19日放送NHKスペシャル『私たちのこれから　#健康格差』）を目にした。私たちの日々の健康意識や受けられる医療などは、現在の職業や収入に直結しており、そこに格差が生まれている現実を取り上げていた。非正規雇用者は正規雇用者に比べ、糖尿病合併症の発症リスクが1・5倍も高まるそうだ。

この本もまた、タイトルの通り、「格差」という言葉を一つのキーワードに置き、「貧困」「孤独」「老い」——そうした社会的に〝弱者〟とされる状況に置かれた人たちの実際の解剖例と、私自身の考えを綴ってきた。

実は本書の出版の話をもらった当初、私は正直言って、この格差という言葉に戸惑った。これまで20年以上法医学に携わってきて、解剖した人たちに格差など感じたことがなかったからだ。

だが、そう提案されて過去の解剖症例を改めて振り返ってみると、私がこれまで解剖してきた人たちが総じて弱い立場にいる事実に気づかされた。

私の法医学教室で解剖してきた遺体全体のおよそ50％が独居者であり、約20％が生活保護受給者、約10％弱が自殺者である。そして、約30％弱が精神疾患患者であり、そのうちの認知症患者だけ見ても全体の５％以上を占めている。

さらに、身元のわからない遺体は、全体の約10％だった――。

これらの数字を見るだけでも、「異状死」という死に方そのものが、日本社会の陰の部分に属しているのは明らかだ。日々の仕事の中で、私は〝死因を突き止める〟という使命に集中するあまり、彼らが置かれていた社会的状況について無頓着になっていたのかもしれない。異状死と格差は、常に近いところにあるのだ。


私は、そもそも初めから法医学医を目指していたわけではなかった。学生の頃から研究に興味があって、四国にある香川医科大学の医学部を卒業後、そのまま大学院に進み、基礎医学の研究室に入った。大学の基礎医学教室では、一般的には病院で患者さんを診ることはなく、病気の原因などについての研究を行う。私は大学院で博士号を取った後、アメリカにも研究員として留学した。当時はあくまで研究者になるつもりで、ひたすら学問の道を邁進《まいしん》していたのだ。

ところが、帰国後に私の運命は大きく変わった。

卒業した大学の恩師に、実家の近くにある医科大学に勤める解剖学の教授を紹介してもらった。会いに行くなり、その教授は「法医学教室なら空きがあるよ」と、その場で内線をかけ、のちに私の〝師匠〟となる法医学教室のS教授を呼び出した。

「この彼が就職口を探しているのだが」

いきなりそう言われ、きょとんとしたままのS教授の顔を今でもよく覚えている。それも当然だろう。いきなり「どうか？」と言われても、即答できる話ではない。

困惑したのは、私も同じだった。大学に「法医学」という講座があることはもちろん承知していたのだが、まさか自分が、その道に進むとはまったく想像もしていなかった。

あれから20年――。

今では、法医学の道に進んでよかったと、思えるようになった。

数年前から、私は兵庫医科大学のある西宮《にしのみや》市の試みで市内の複数の大学の学生たちに法医学の講義を行っている。学生は主に文科系の学生で、医学に関する知識をほとんど持ち合わせていない。それでも、法医学の現場での実体験をベースに講義を始めると、眠そうな目をしていた学生も顔を上げ、熱心に話を聞いてくれる。私にとっては当たり前の話をしているだけなのだが、彼らの反応は実に新鮮なものだった。

「世間にも、法医学というもの、誰にでも訪れる死というものに、漠然とした興味を持っている人は意外と多いのかもしれない。自分が解剖台を通して考えてきた問題意識を、一般の人にも伝えることができるのではないか――」

出版の話をもらったのは、ちょうどそんなことを考え始めていた時でもあった。

本書では、一貫して「死」から「生」を考えてきた。誰もが避けられない「死」の一端を垣間見た読者の皆さんは、どのような感想を抱いたのだろうか。本書をきっかけに、この社会が少しでもよくなるにはどうすればいいのか、考えていただけたらこれに勝る喜びはない。

解剖現場でこれまで、不幸にして亡くなった人の死を見てきた。死に方は、誰にも選べない。だからこそ、「死」より「生」に集中して、今を精一杯生きてほしいと思う。最後に、この本を出版するにあたり、執筆経験のない私を相手に奮闘努力の限りを尽くしていただいた編集者の千吉良美樹さん、双葉社の手塚祐一さんに感謝申し上げたい。

２０１７年２月吉日

兵庫医科大学法医学教室　主任教授　西尾　元

死体格差《したいかくさ》

解剖台《かいぼうだい》の上《うえ》の「声《こえ》なき声《こえ》」より

2017年3月12日　第1刷発行

著　者　西尾《にしお》 元《はじめ》
発行者　稲垣 潔
発行所　株式会社双葉社
〒162-8540東京都新宿区東五軒町3番28号
TEL.03-5261-4818[営業]　03-5261-4868[編集]
http://www.futabasha.co.jp/
(双葉社の書籍・コミック・ムックが買えます)

イラスト　高杉千明
デザイン　金井久幸[TwoThree]

印　刷　三晃印刷株式会社
製　本　株式会社宮本製本所

ISBN 978-4-575-31228-7　C0076